Fabio Zago - Raffaella Ghionna
con la colaboración de Emanuela Pagliato y Emanuela Stucchi

la buena cocina vegetariana

De Vecchi

A Davide y a lo que estamos creando;
... y a mi madre, ¡mi chef favorito desde siempre!

Dedicado a Anna y a Francesca, compañeras en esta aventura: por sus consejos, su apoyo y su presencia constante.

Un agradecimiento especial a Cristina y Alessandra, por su valiosa ayuda, y a Valeria, vegetariana convencida.

Los autores desean agradecer a Bitossi Home el haber facilitado algunos de los platos fotografiados.

Traducción de M. F. Vega.

Asesoramiento dietético de Emanuela Pagliato y Emanuela Stucchi.

Diseño gráfico de la cubierta de Design 3.

Fotografías de Marco Giberti y de archivo DVE (páginas 7, 18 y 20).

Balmes, 114 - 08008 Barcelona
Depósito Legal: B. 4.569-2007
ISBN: 978-84-315-3614-5

Editorial De Vecchi, S. A. de C. V.
Nogal, 16 Col. Sta. María Ribera
06400 Delegación Cuautemoc
México

Índice

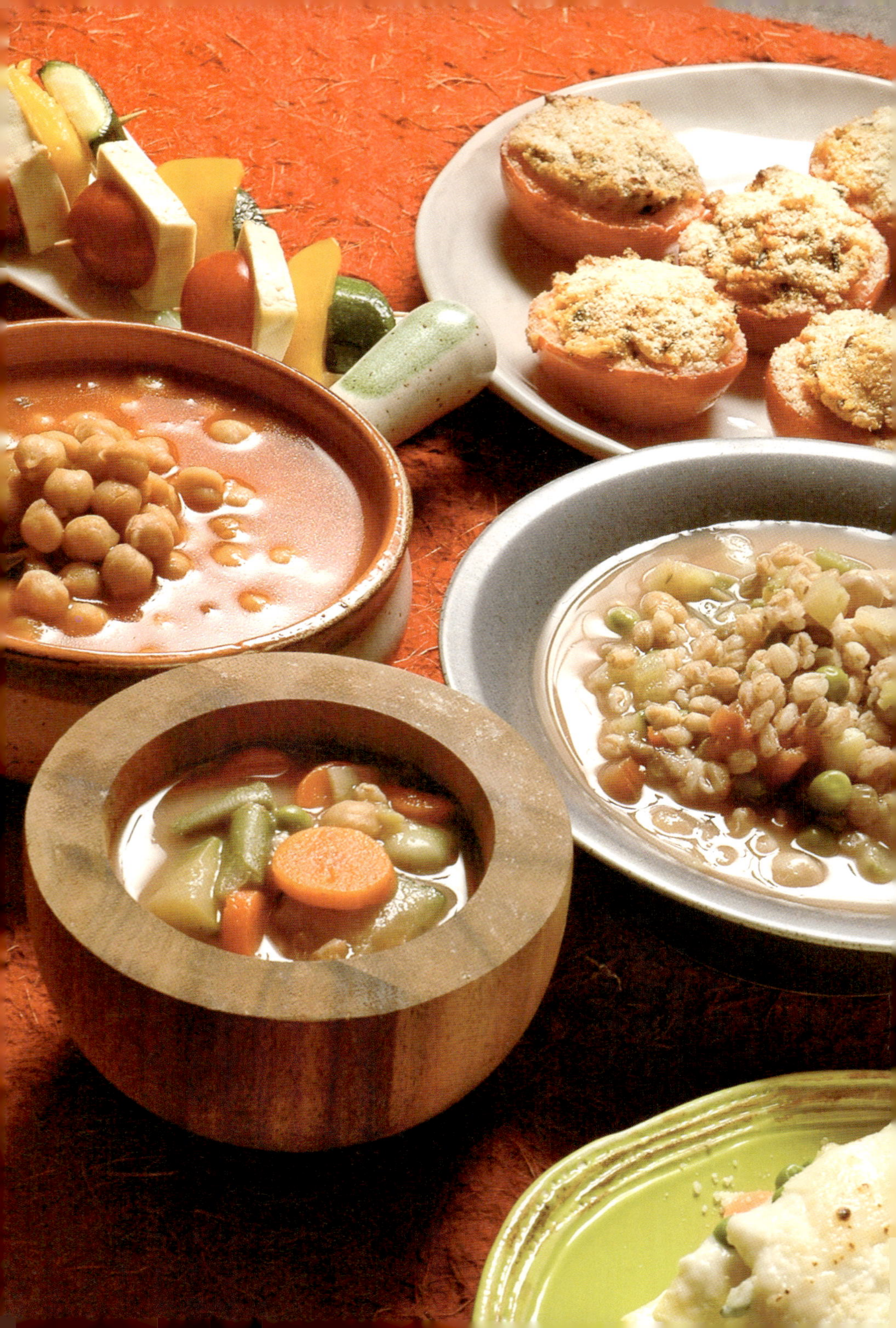

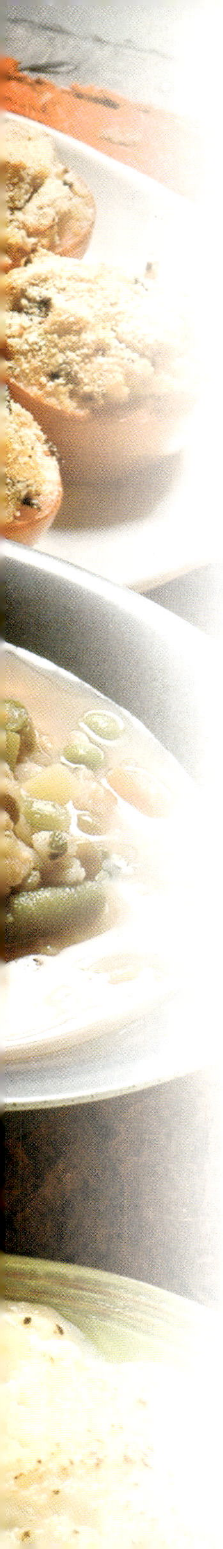

Introducción

«El vegetarianismo guarda relación con la construcción del espíritu, no del cuerpo.
El hombre es algo más que carne.
Es de la espiritualidad del hombre de lo que nos ocupamos.
Por eso, la base moral del vegetarianismo debería ser el conocimiento de que los hombres no han nacido carnívoros, sino para vivir de la fruta y de las plantas que crecen en la tierra».
(M. K. Gandhi)

Antigua filosofía y moda culinaria en la actualidad, ética de la no violencia con los animales y voluntad de reducir el aporte de grasas, la cocina vegetariana es, sin duda, una forma sana y variada de alimentarse. Este libro presenta una selección de recetas equilibradas y completas, de fácil realización y éxito asegurado: podrá elegir si tomarlas como una sana alternativa dentro de sus hábitos alimentarios cotidianos, o si adoptar este tipo de cocina de una manera absoluta como forma de vida. Recuperará así antiguos sabores que la vida moderna traslada y tiende a sustituir con alimentos más solicitados. En realidad, notará enseguida cómo la fuerza de la naturaleza triunfa siempre, y redescubrirá, en la sencillez de los frutos de la tierra, la más profunda expresión de colores y aromas en sintonía con una esencia que lleva hasta los orígenes. Se ha demostrado científicamente que la cocina vegetariana puede ser única y, si se lleva a cabo como se debe, puede suplir las exigencias de sustento sin renunciar a satisfacer los paladares más exigentes.

Se puede adaptar a cualquier edad y a cualquier momento de la vida, seleccionando bien las dosis y los ingredientes para hacer frente a las distintas necesidades: de esta manera, se puede encontrar la energía necesaria y el correcto aporte nutricional sin grandes dificultades.

Por este motivo, en este libro, además de las recetas, se presta una especial atención a los ingredientes para la preparación de los platos, para finalmente demostrar cuáles pueden ser los múltiples aspectos positivos de comer sano.

La cocina vegetariana le sorprenderá con una increíble unión de bondad y salud, una variedad absoluta de alimentos que, combinados con otros tantos ingredientes sanos y naturales, darán vida a platos inconfundibles.

En muy poco tiempo podrá dar espléndidos banquetes que satisfarán plenamente incluso a los invitados más exigentes.

¿Qué es el vegetarianismo?

ENTRE LA HISTORIA Y LA FILOSOFÍA

Entre los fundamentos de todas las principales religiones y corrientes filosóficas, se aprecia un sentimiento de compasión en los enfrentamientos con las distintas criaturas que pueblan el universo, y por tanto está implícita la orden de no matar a los animales, ni siquiera para alimentarse.

Catalogar de una forma equivalente a los animales y a las personas no es sólo una muestra de respeto hacia la naturaleza, sino también una cuestión de pureza interior.

Preservar al alma del pecado del asesinato acerca a Dios, ayuda a alcanzar una perfecta sintonía con la doctrina religiosa que se practica y conduce hacia un elevadísimo nivel de despertar espiritual.

Diversas filosofías sostienen que alimentarse de carne supone asimilar energía negativa, derivada de una muerte bárbara y cruel: una práctica de meditación debe estar en perfecta sintonía con uno mismo, para llegar a alcanzar lo divino en plena armonía. Un ejemplo de vegetarianismo por elección filosófica y religiosa lo constituyen los Hare Krishna, que, al creer en la reencarnación, consideran la muerte de un animal como un auténtico homicidio. Por otra parte, atribuyen la causa de la violencia humana a la alimentación agresiva (derivada de la muerte de seres vivos inocentes).

También en el Evangelio de los cristianos hay continuas referencias a semillas, hierbas, frutas, leche y miel. Pero sobre todo se considera como un acercamiento a Satanás todo lo que no es vegetal y se utiliza para la nutrición, elogiando el derecho a la vida para todas las criaturas de Dios.

El judaísmo ha sido, durante siglos, un gran partidario del vegetarianismo; en el Génesis hay muchos pasajes que hacen referencia a esto, y el ejemplo más tangible es el famoso «maná» que Dios hace caer del cielo para alimentar al pueblo elegido durante el largo viaje hacia la tierra de Canaán.

UNA FORMA DE VIDA

Hay tendencias alimentarias tan características que más que hábitos pueden ser definidas como una auténtica filosofía de vida. Los motivos que llevan a alimentarse de una forma tan rigurosa como la de los veganos y la de los frugívoros pueden ser variados, pero tienen en común una única convicción: los recursos naturales son un bien que hay que cuidar.

Los veganos consideran una dolorosa explotación utilizar los derivados del mundo animal, aunque no se les mate, y por ello excluyen de su alimentación los alimentos que tienen este origen: huevos, leche, miel, etc.

Los frugívoros contemplan el respeto a la planta: por ello, ingieren fruta y derivados de la planta ya muerta. También se nutren de farináceas, porque las semillas son una parte que la planta dispersa sin ser recolectada.

Parece una elección estrambótica, pero, si se lleva a cabo con cuidado, puede ser una alimentación completa y sana. En Australia hay un grupo de frugívoros que vive perfectamente de esta manera desde hace ya décadas.

Son diversas las corrientes que consideran absolutamente positiva esta elección alimentaria dictada por motivos éticos y de salud, que deben ser considerados con la máxima atención.

Es necesario que haya un óptimo conocimiento de las características nutricionales de los alimentos que se pueden utilizar, para poder obtener el máximo beneficio.

En la base de todos estos auténticos cultos alimentarios hay seguramente una fortísima sensibilidad hacia el empobrecimiento del globo terrestre: salvaguardar el medio ambiente es un deber de cada uno, y estas «religiones alimentarias», con sus características particulares, tienden a preservar la explotación de los recursos y a anteponer el ambiente a uno mismo, no sólo en lo que respecta a la alimentación, sino también a la elección de la ropa y de los adornos.

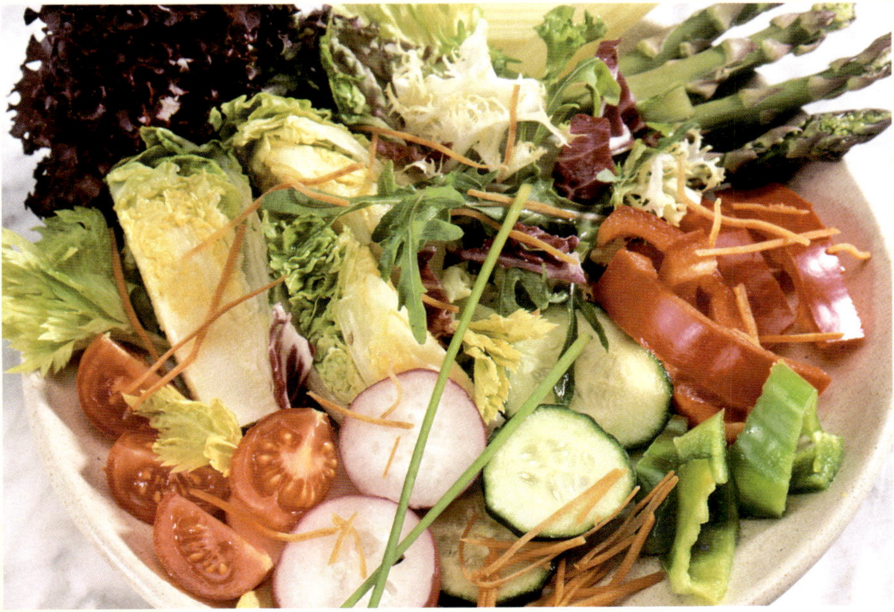

Alimentación y salud

AGRICULTURA BIOLÓGICA: DEFENDAMOS LOS RECURSOS

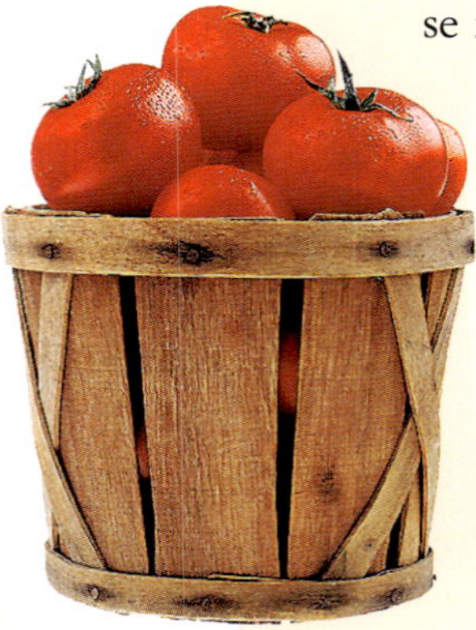

Encontrar un equilibrio en armonía con la naturaleza es hoy en día una de las necesidades primordiales del ser humano. La agricultura biológica, a través del amor a la tierra y poniendo la atención necesaria a los principios nutricionales, nos da la oportunidad de sentir una auténtica aproximación a la naturaleza.

La producción biológica se obtiene con métodos que respetan el medio ambiente: en su base subsiste la abolición total de los productos químicos. Restablecer el ecosistema es un proceso lento y complicado, pero indispensable para garantizar un futuro a la humanidad. No es necesario recurrir a los productos químicos, altamente contaminantes, para defender los cultivos del ataque de los parásitos: de hecho, se pueden utilizar otras sustancias, como el pelitre (extraído de una planta), para obtener el mismo resultado.

Por otra parte, se puede recurrir a la técnica de cultivar en rotación productos diferentes cada vez, con lo que se inhibe la anidación de los parásitos y se evita, además, el empobrecimiento del suelo. Como alternativa, el empleo del estiércol, como en la tradición más antigua, constituye también hoy una óptima fuente de riqueza.

La agricultura biológica está regulada por una normativa vigente en toda la Unión Europea. A diferencia de la agricultura tradicional y de la integrada, y para una mayor garantía del consumidor, cuenta con una continua verificación por parte de organismos de control para todo el ciclo de producción, transformación y distribución del producto.

Nuestro país, atento al ámbito de la alimentación y la seguridad alimentaria, se ha abierto de forma muy positiva a los productos biológicos y ha dado origen a una rápida expansión del consumo. Ahora ya resulta muy sencillo encontrar productos de este tipo incluso en los supermercados de las grandes ciudades, en donde la búsqueda del contacto con la naturaleza se materializa en pequeños gestos, como en la elección de productos sanos y naturales.

PARA CADA ESTACIÓN, UN FRUTO

En la actualidad, encontrar cualquier tipo de verdura incluso fuera de estación es muy sencillo gracias a las importaciones de los países cálidos, a los invernaderos o a los distintos métodos de conservación, entre los que destacan la congelación, las conservas en aceite y los encurtidos, la liofilización, la esterilización y otros tantos tratamientos químicos. La distribución y la producción de los famosos OGM (organismos genéticamente modificados) permiten también una mayor conservación.

Ciertamente, los cambios climáticos hacen variable el desarrollo de los cultivos, pero en líneas generales hay unos calendarios naturales que sería necesario respetar.

Para aprovechar mejor todos los aspectos nutritivos de la fruta y de la verdura, hay que consumirla en el momento justo de desarrollo: no es casualidad que los alimentos que alcanzan la máxima maduración sean más sabrosos y más ricos en vitaminas, sales y azúcares.

Son altamente seguros los cultivos biológicos o de lucha integrada, que se desarrollan de forma espontánea sólo en los periodos más idóneos. Por otra parte, estas técnicas de cultivo tienden a ahorrar en recursos energéticos, que en otros casos sirven para actuar como métodos de conservación, y no utilizan aditivos químicos para forzar el crecimiento fuera de estación.

La naturaleza es tan perfecta que nos señala de forma única y espontánea lo que es más adecuado para nosotros y en qué momento. Las intolerancias alimentarias, tan en boga en la actualidad y tan problemáticas, a menudo se originan porque no se respeta la estacionalidad de los alimentos y se tiende a consumirlos en momentos que no son adecuados, a la vez que no se tiene nunca un periodo de completa «depuración».

Tener en cuenta la estacionalidad de estos alimentos es muy importante, no sólo por el aspecto nutricional, sino también para una «sintonización» de nuestro cuerpo en la confrontación con el ciclo vital: seguir una sucesión natural resulta muy ventajoso.

LA DIETA VEGETARIANA

Seguir una dieta vegetariana es una forma sana y equilibrada de alimentarse; los recursos nutritivos necesarios para el sustento se encuentran muy fácilmente en la naturaleza, y este es un aspecto muy positivo.

Sustituir la carne es muy sencillo: basta con conocer bien los demás alimentos para poderlos consumir de la manera más adecuada, y lograr así que la dieta vegetariana sea completa y variada.

Pasémosles revista rápidamente.

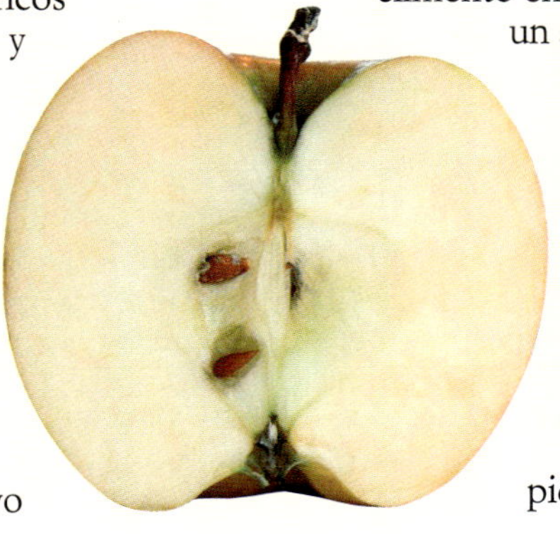

La fruta y la verdura son integrantes fundamentales de la alimentación humana. No son sólo una fuente inestimable de vitaminas y sales minerales, sino que también son válidos remedios preventivos y terapéuticos contra muchos trastornos.

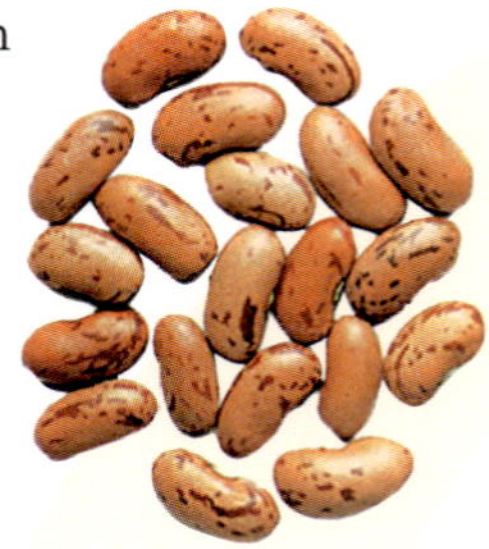

Los cereales constituyen una base fundamental: son energéticos y altamente digestivos. La producción biológica conserva intactas sus características, pero, por el contrario, los tratamientos industriales hacen que pierdan muchas cualidades nutritivas, sobre todo las proteínicas.

Las legumbres representan una óptima alternativa para un correcto aporte proteínico: 50 g de legumbres equivalen a 100 g de carne.

Los huevos son un alimento completo de alto valor biológico: contienen todos los aminoácidos esenciales, proteínas, fósforo, hierro, calcio, zinc, vitaminas y colesterol, elemento no siempre negativo, sino que también es fundamental para nuestro organismo. Tienen un bajo aporte calórico y un elevado índice de saciedad.

Finalmente, la leche es, por antonomasia, el elemento más completo para la alimentación de los niños; está constituida principalmente por agua, y es rica en sustancias nutritivas como vitaminas, calcio y fósforo. En los comercios se pueden encontrar distintos tipos de leche, entre las que está la de arroz y la de soja, que son más digestivas y menos grasas.

Por otra parte, es muy importante conocer los lácteos (queso, mantequilla, nata y yogur) para poderlos consumir de la mejor manera, valorando sus aportes positivos.

LA SOJA: MAGIA DE LA NATURALEZA

Las propiedades de la soja son tan satisfactorias que también contemplan el ámbito terapéutico: de hecho, se utiliza bien de forma natural bien como complemento.

En la medicina macrobiótica es apreciada por sus sorprendentes propiedades calmantes, analgésicas y para combatir los resfriados.

Además de las notables propiedades de la lecitina de soja, una emulsión dietética capaz de reducir el colesterol, esta «alubia china», gracias a sus propiedades proteínicas y al alto contenido en fósforo, hierro y vitaminas, proporciona un soporte válido para mantenerse joven, reduce el riesgo de enfermedades cardiovasculares y asociadas a la osteoporosis, ayuda a mejorar el estado de la piel, cura el acné, resulta beneficiosa para las vías urinarias, previene distintos tumores, retrasa y mejora la menopausia, regulariza el ciclo menstrual, equilibra el sistema hormonal (gracias a la presencia de fitoestrógenos, estrógenos de origen vegetal, importantes entre otras cosas para reducir la probabilidad de cáncer de pecho).

En la naturaleza, la soja, que inicialmente es una semilla, hasta su maduración presenta el aspecto de una alubia. Se cocina de un modo sencillo, rápido y también muy variado.

Al igual que ocurre con las legumbres, se aconseja dejarla en remojo toda una noche, ablandándola así antes de cocinarla de la forma deseada. Gracias a su maleabilidad, este extraordinario alimento se puede transformar y se presenta también en forma de leche, yogur, helado, hamburguesa o albóndiga, harina, pan, pasta, arroz, aceite y, también, como queso (el *tofu*) sin colesterol y como salsa (el *miso*, el *natto*, el *shoyu*, el *tamari* y otras muchas más).

CARNE DE SEMILLAS: EL SEITÁN

El *seitán* es un auténtico regalo de la naturaleza para los vegetarianos, que se pueden beneficiar de las importantísimas cualidades proteínicas de este alimento.

El aspecto es similar al de la carne, pero el sabor es delicado y la consistencia blanda.

A pesar de que le faltan algunos aminoácidos esenciales, las características positivas al compararlo con la carne animal son su alta digestibilidad y que carece totalmente de colesterol.

El *seitán*, debido a su sabor neutro, combina muy bien con distintos tipos de verdura, así como con las legumbres, los huevos y el queso.

Este alimento tan especial es el resultado de la separación de los dos elementos que lo integran: el gluten (esto es, la parte proteínica) y el almidón de la harina.

Esta simple operación se puede realizar también en casa. Se amasa la harina de trigo con agua, se pone la masa en un recipiente, se cubre completamente con más agua y se deja reposar durante 1 hora. A continuación, la masa se enjuaga en agua corriente hasta que suelte completamente todo el almidón (esto es, la parte blanca).

En este momento, el *seitán* se volverá oscuro, porque se habrá desprendido completamente de la parte constituida por el almidón, y, por tanto, la más clara. Ahora estará listo para la cocción, que durará aproximadamente media hora, siempre en abundante agua, añadiendo al gusto soja y otros aromas para resaltar al máximo sus cualidades gastronómicas (se recomiendan especias como el jengibre, la salsa de *shoyu* y las algas).

Si se prefiere comprar el *seitán* ya preparado, se puede encontrar a la venta en envases con el agua de cocción, en tiendas de productos naturales y de agricultura biológica.

Obviamente, resulta más económico comprar el gluten de trigo y prepararlo en casa.

EL *TOFU*: UN QUESO DE ORIENTE

En Oriente, hace más de dos mil años, tuvo su origen un alimento valioso y único: el *tofu*, que, de aspecto parecido a la *mozzarella*, se obtiene al cuajar la leche de soja hervida. Se produce de una forma muy natural, simplemente con soja amarilla, agua y *nigari* (cloruro de magnesio), una sustancia que provoca el proceso de cuajado.

Introducido muy poco a poco en Europa, ha tenido un gran éxito en los últimos años, debido a una mayor atención a la alimentación y a una cultura culinaria más evolucionada, que lo han promovido por sus considerables características nutricionales. Sólo la carencia de metionina lo hacen ligeramente incompleto, pero, si se cocina o se combina con cereales, se integra perfectamente en una comida ideal.

Este alimento rico en proteínas carece de colesterol y actualmente está muy de moda también en los restaurantes más selectos.

La técnica de coagulación y de elaboración a la que es sometido hace que haya diferentes *tofus* en cuanto a forma, contenido de calcio y consistencia (se puede presentar compacto, blando, seco, etc.).

Se conserva en el frigorífico como el queso fresco, sumergido en agua, que se tiene que cambiar a menudo, o bien en el congelador, aunque en este caso no mantiene completamente invariables sus características. Es preferible tomarlo fresco y consumirlo en 3 o 4 días desde el momento de la elaboración; también es conveniente que sea biológico, puesto que sin duda será de calidad superior.

Se puede cocer, freír o servir crudo, marinado o condimentado como se desee. Combina de forma óptima con las verduras cocidas, pero también se puede añadir a estofados o utilizarse para realizar primeros platos.

Es uno de los derivados de la soja que se consume más fácil y gustosamente, frente a otros que resultan menos adecuados para nuestras preferencias gastronómicas.

UN CONDIMENTO NATURAL: EL *MISO*

La soja, que durante milenios ha constituido la base de la alimentación en buena parte del mundo, tiene diversos derivados, entre los que se encuentra el *miso*, que cuenta con una antiquísima tradición.

Esta especial pasta de color oscuro, que se obtiene de la fermentación de los granos de soja en agua con sal, es rica en proteínas fácilmente asimilables y de altísima calidad; se trata de un óptimo fermento lácteo, restaurador de la flora bacteriana intestinal, que ayuda a la digestión y es fuente de vitamina B y oligominerales.

Por otra parte, resulta muy útil para combatir el colesterol, gracias a su contenido en lecitina y ácido linoleico.

El término *miso* es muy genérico: de hecho, hay distintos tipos, con sabores y colores diferentes; gracias a la característica versatilidad de este ingrediente, se puede utilizar mezclado con cebada, arroz integral o blanco y trigo.

También en cocina se siguen modas, y no cabe duda de que en la actualidad el estilo oriental es el que está más en boga: para la preparación de un perfecto menú japonés será necesario, debido a la sencillez de los platos, utilizar este insustituible condimento para obtener óptimos resultados. Originariamente se añadía a los alimentos (fundamentalmente arroz, algas o verduras) de rápida cocción, para no alterar su sabor y sus propiedades.

Debido a su sabor tan aromático, resulta adecuado para resaltar el sabor de otros alimentos. En nuestra tradición, su función principal puede ser la de sustituir el clásico «cubito» de caldo, con la diferencia sustancial de los múltiples beneficios que aporta y el hecho de que es totalmente natural.

Por este motivo no se puede considerar sólo una moda pasajera: la cultura del «comer sano» promueve estos nuevos ingredientes, que están cada vez más presentes en nuestra cocina.

ENERGÍA PURA: LA MIEL

Crear un sabroso contraste o equilibrar sabores con miel es el resultado que mejor define este ingrediente de los mil recursos.

Sus raíces se remontan a tiempos muy lejanos: los egipcios, los griegos y los sumerios conocían ya sus fantásticas propiedades: antes incluso que el azúcar, ya existía este singular alimento capaz de sustituir plenamente a cualquier otro edulcorante.

Hay diversos tipos de miel: suaves, afrutadas, fuertes, aromáticas, intensas y resinosas. Cada una, a su vez, presenta distintas propiedades terapéuticas, y es recomendable para todos (excepto para los niños menores de dos años), sobre todo para los deportistas, por sus indudables beneficios para la salud.

Además de su importante valor nutricional, este excelente alimento, gracias a su versatilidad, se puede utilizar en la cocina en diferentes combinaciones. No sólo resulta adecuado para la preparación de dulces, tartas, bizcochos, cremas y helados, sino que también sirve como condimento en ensaladas, para combinar con el queso o para realzar sabores agridulces, preparar bebidas refrescantes en verano o endulzar zumos de frutas de forma natural.

Para una dieta vegetariana equilibrada se puede confiar en la ayuda de la miel, que, entre otras cosas, facilita la asimilación del hierro.

La miel es, además, un óptimo conservante; gracias a su elevado contenido en azúcares, puede conservarse y conservar los alimentos intactos y frescos durante mucho tiempo, pero sobre todo sin las contraindicaciones de los aditivos químicos.

Algunos consejos prácticos para el empleo de la miel en la cocina son: respecto al azúcar, hay que tener en cuenta que la miel hace más blandas las masas y, por tanto, hay que reducir las dosis de los ingredientes líquidos para compensar. La cocción deberá ser también más moderada, las temperaturas más bajas y los tiempos más largos, o de lo contrario se corre el riesgo de que las preparaciones se oscurezcan demasiado.

LECHE Y LECITINA

«La leche materna prepara el cuerpo para albergar el alma y el espíritu. Pone al ser humano en la tierra y le hace percibir la unidad con el género humano». (Haushka)

La leche materna es nuestro primer alimento, aunque sólo la tomamos durante un breve periodo de tiempo. Sin embargo, diferentes tipos de leche con distintos orígenes nos acompañan el resto de nuestra vida.

La leche que, tras pasar diversos controles y un proceso de homogenización y pasteurización, llega a nuestra mesa es un alimento de primera importancia, no sólo por las diferentes propiedades, sino también porque es uno de los poquísimos alimentos completos y equilibrados. Rica en calcio, vitamina D y fósforo (elementos muy importantes

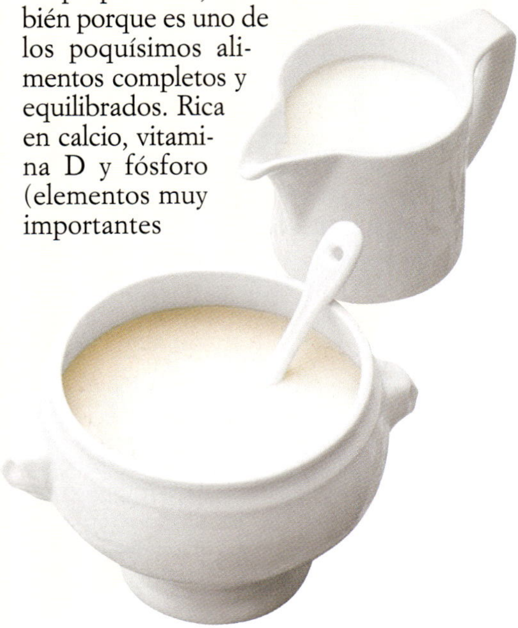

para los huesos), agua (fundamental para nuestro cuerpo), aminoácidos (indispensables para los tejidos, músculos, enzimas y hemoglobina), la leche también contiene grasas que, gracias al estado de emulsión en el que se encuentran, son altamente digestivas.

Los derivados de la coagulación de la leche más sabrosos son los quesos, que tienen un alto contenido de proteínas.

Además de los diferentes grados de maduración (frescos, tiernos o curados), es importante conocer las características nutricionales de los quesos para poderlos consumir según las exigencias alimentarias de cada uno: los más grasos son los que tienen un alto contenido en colesterol (por ejemplo el *mascarpone*); los quesos que a menudo se aconsejan en las dietas son, por ejemplo, el tipo Burgos; por último, serían semigrasos el emmental y el parmesano.

La mantequilla es un derivado que se obtiene al trabajar la nata de la leche de vaca; altamente energética y calórica, es un ingrediente insustituible en la preparación de muchos platos. A pesar del lado negativo que la distingue, su contenido de grasa, su aroma inconfundible no permite comparación con el aceite de oliva u otros condimentos. Por otra parte, muchos sucedáneos de origen natural que hay en los comercios, a pesar de ser más ligeros, resultan menos sanos que la propia mantequilla.

La nata se obtiene centrifugando la leche y separando las moléculas de grasa de la sustancia líquida. Este resultado, que la hace un alimento rico en colesterol, la transforma también en un elemento brillante para la cocina, ya que permite la realización de platos más sabrosos y agradecidos.

Sometiendo la leche a la homogenización, pasteurización y fermentación se obtiene el yogur: un concentrado de fermentos lácticos que tiene efectos beneficiosos para la flora intestinal; refrescante, sano y completo, puede sustituir a la mantequilla en la cocina y ser un óptimo condimento para las ensaladas.

HIERBAS Y REMEDIOS

De la naturaleza proceden las mejores medicinas naturales y los remedios más sanos y equilibrados contra muchos trastornos, desde el insomnio al estreñimiento, de los digestivos a la ansiedad.

Tisanas, decocciones e infusiones son una auténtica panacea; es indispensable conocer muy bien las propiedades terapéuticas de las plantas y los diferentes modos de preparación para poder hacer un óptimo uso de ellas.

Las tisanas son el conjunto de al menos dos plantas desecadas, trituradas y mezcladas, de las que una constituye el componente principal, que tiene la función predominante, y la otra es el coadyuvante, bien del efecto o para mejorar el sabor.

Es importante homogeneizar el sabor para no crear fuertes contrastes, además, evidentemente, poner la máxima atención al mezclar los ingredientes, bien reconocidos y que no creen interacciones entre ellos.

La preparación de la decocción es sencilla: se hierve agua con una o varias plantas dentro (a menudo se trata de partes grandes que necesitan una auténtica cocción, a diferencia de las hojas más desmenuzadas o pulverizadas), se deja reposar durante unos 20 minutos y se toma tibia.

Y para preparar las infusiones, se vierte agua hirviendo directamente sobre los extractos de plantas y se deja reposar aproximadamente unos 20 minutos. Para este procedimiento, lo ideal es utilizar la parte de la planta más rica en principios activos, es decir, la más concentrada.

El té *(Camellia sinensis)* es la bebida más conocida en todo el mundo. Tiene una historia antiquísima, y a pesar del tiempo y las distancias, ha mantenido su presencia constante en todas partes. Se trata de una planta extraordinaria, con muchísimas propiedades y efectos beneficiosos (de los cuales destaca su acción antioxidante), y según el sitio de donde proceda presenta aromas y efectos diferentes.

En los comercios se puede encontrar té aromatizado con todos los sabores, afrutados y especiados.

Perlas de sabiduría

Son muchísimos los vegetarianos que han hecho historia: deportistas, filósofos, actores, cantantes…
Seguramente, en la base de esta elección responsable y sentida hay pensamientos profundos que han plasmado toda la vida de grandes personajes. He aquí algunas de las frases más representativas.

«Todo lo que puede sentir dolor no debería ser sometido al dolor». (R. M. Dolgin).

«Encuentro inaceptable que la violencia constituya la base de alguna de nuestras costumbres alimentarias». (Tenzin Gyatso).

«La gente come carne y piensa que se volverá fuerte como un buey. Olvida que el buey come hierba». (Pino Caruso).

«Todo lo que el hombre haga a los animales le será devuelto con la misma moneda». (Pitágoras).

«Los animales que viven una vida sencilla y libre no se mueren de hambre, entre ellos no hay ricos y pobres, quien come muchas veces al día y quien no tiene para saciarse; estas diferencias sólo se hallan entre los hombres. Y todavía pensamos que somos superiores a los animales». (M. K. Gandhi).

«No se puede comer lo que tiene cara». (Paul McCartney).

«El destino de los animales está indisolublemente ligado al destino de los hombres». (Emile Zola).

«Todo ser vivo es nuestro prójimo». (M. K. Gandhi).

«La modernidad se ha roto. Hay que construir un nuevo humanismo, o sino el planeta no se salvará». (Albert Einstein).

«Los animales son mis amigos… y yo no me como a mis amigos». (George Bernard Shaw).

«Es cierto que el hombre es el rey de los animales, porque su brutalidad supera la de ellos. Vivimos gracias a la muerte de los demás. Ya desde muy joven, he renunciado a la costumbre de comer carne…». (Leonardo da Vinci).

En la cocina sin problemas

LA COCCIÓN AL VAPOR

Desde muy lejos nos llegan técnicas y métodos de cocción cada día más utilizados. Uno de los más importantes es muy antiguo y valioso: de Japón a nuestras mesas, la cocción al vapor, sana, sabrosa y sencilla.

Capaz de conservar al máximo los elementos nutritivos y altamente dietética, la cocción al vapor es un sistema que se puede utilizar con buena parte de los alimentos, y desde luego también para los huevos (si se desean pasados por agua o cocidos).

Además de reavivar los sabores, que permanecen intensos y, sobre todo, naturales, el vapor de agua tiene la propiedad de ejercer en las células de los alimentos una fuerza que condensa y retiene las sustancias proteínicas, con lo que destruye las grasas. Sales minerales y azúcares permanecen intactos, y tampoco se alteran los aromas, gracias a que la temperatura no llega a alcanzar los 100 °C.

Para la cocción al vapor, sencilla y rápida, sólo hay que tener cuidado con la cantidad de agua utilizada: no ha de ser nunca demasiada, para que no toque los alimentos, ni escasa, para evitar que al evaporarse se consuma totalmente. Para hacer todavía más sabrosos los alimentos, se puede añadir al agua especias que aromatizarán el vapor. Los alimentos se han de colocar en el cesto cuando el agua comienza a hervir, y se deja que se cuezan procurando no destapar mucho: así, el vapor se extenderá de manera uniforme.

Hay varios accesorios para la cocción al vapor, desde sencillas cazuelas con cestitos que se superponen a la clásica olla a presión, hasta hornos microondas y cacerolas con rejillas. De última generación son los cestos de bambú trenzado que, gracias a las fibras porosas, hacen todavía más suave la cocción. Este elemento étnico y de tendencia puede transformarse también en accesorio decorativo si se utiliza para servir en la mesa.

APERITIVO PARA VEGETARIANOS

Preparar un aperitivo vegetariano es sencillo, y ofrece distintas opciones para un rico surtido de sabores y aromas.

Tartas saladas, *pizzas*, empanadas rellenas de verdura, huevos, queso y fruta representan una sabrosa contribución.

Tampoco hay que infravalorar la fantasía de las tostadas, colines, panecillos tostados con cereales, hojaldres rellenos... Añadiendo quesos cremosos a tiras de verdura o de fruta se pueden crear sabrosísimos tentempiés que agradan siempre a todo el mundo: el truco está en el contraste de sabores (rodajas de manzana con crema de gorgonzola o queso de cabra, quesos curados y sabrosos junto a uvas y piña dulces, etc.).

Para un aperitivo más sustancioso, se puede ofrecer una fritada de tomates y verduras rebozadas junto con empanadillas rellenas de espinacas, requesón y *mozzarella*: una fritura variada para los más golosos.

Una idea muy colorista y ligera es la de los pinchitos con fruta de temporada y daditos de queso: presentados dentro de jarras, vasos o simplemente en una fuente de servir, constituyen una original y genuina alternativa a las habituales brochetas de carne.

Macedonias o ensaladas con verduras y fruta fresca, aliñadas con salsa agridulce o con las más variadas salsas preparadas en casa: desde los cítricos hasta el aguacate, de la clásica mayonesa al yogur y, para un toque mayor de sabor, acompañadas de hortalizas en vinagre o en aceite.

Por otra parte, no hay que olvidar los huevos: tortillas de verduras o con especias aromáticas, huevos cocidos aderezados al gusto con sabrosas salsas de sabor fuerte o suaves.

Por no hablar de las bebidas: además de los vinos secos, blancos, espumosos y afrutados, podemos dejarnos tentar por los vitamínicos zumos de cítricos, la leche de soja o de coco, los deliciosos zumos de frutas o de verduras, los originales jugos de tomate, zanahoria y apio aliñados con sal, pimienta y limón... ¡No cabe duda de que hay para todos los gustos!

EL FANTÁSTICO MUNDO DE LA FRUTA

Pulposa, harinosa, exótica u oleosa, no importa cómo sea: la fruta juega un papel fundamental en nuestra alimentación. Delicioso concentrado de vitaminas y fibra, necesarias para nuestro organismo, se trata de un alimento único no sólo para mantenerse sanos, sino también para deleite del paladar.

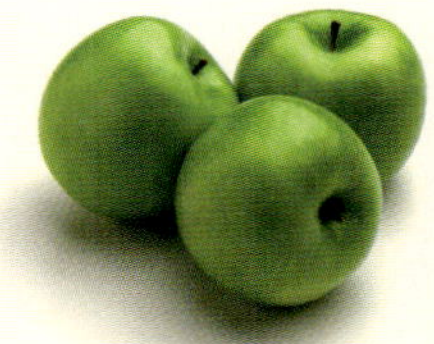

Aromas, matices y sabores muy diversos se entrelazan de forma mágica en cada receta: la fruta no sólo se presenta como prevén los tratados, al final de la comida, sino que, gracias a su versatilidad, puede formar parte de entrantes, ensaladas, primeros y segundos platos, por no hablar de las macedonias o los productos de pastelería, para los cuales este alimento es la auténtica base de partida.

Se puede aprovechar al máximo, resaltando las características formas, los colores naturales y los aromas penetrantes... Y es así como los clásicos *risottos* dan paso a otros con fresas, o los segundos platos agridulces se aprovechan del dulzor de las piñas y de los frutos secos (fácilmente utilizables también en las salsas, desde el simple *pesto* a la salsa de nueces).

Servir los quesos con uvas es una tradición antigua que conviene recordar, pero si se desea una alternativa,

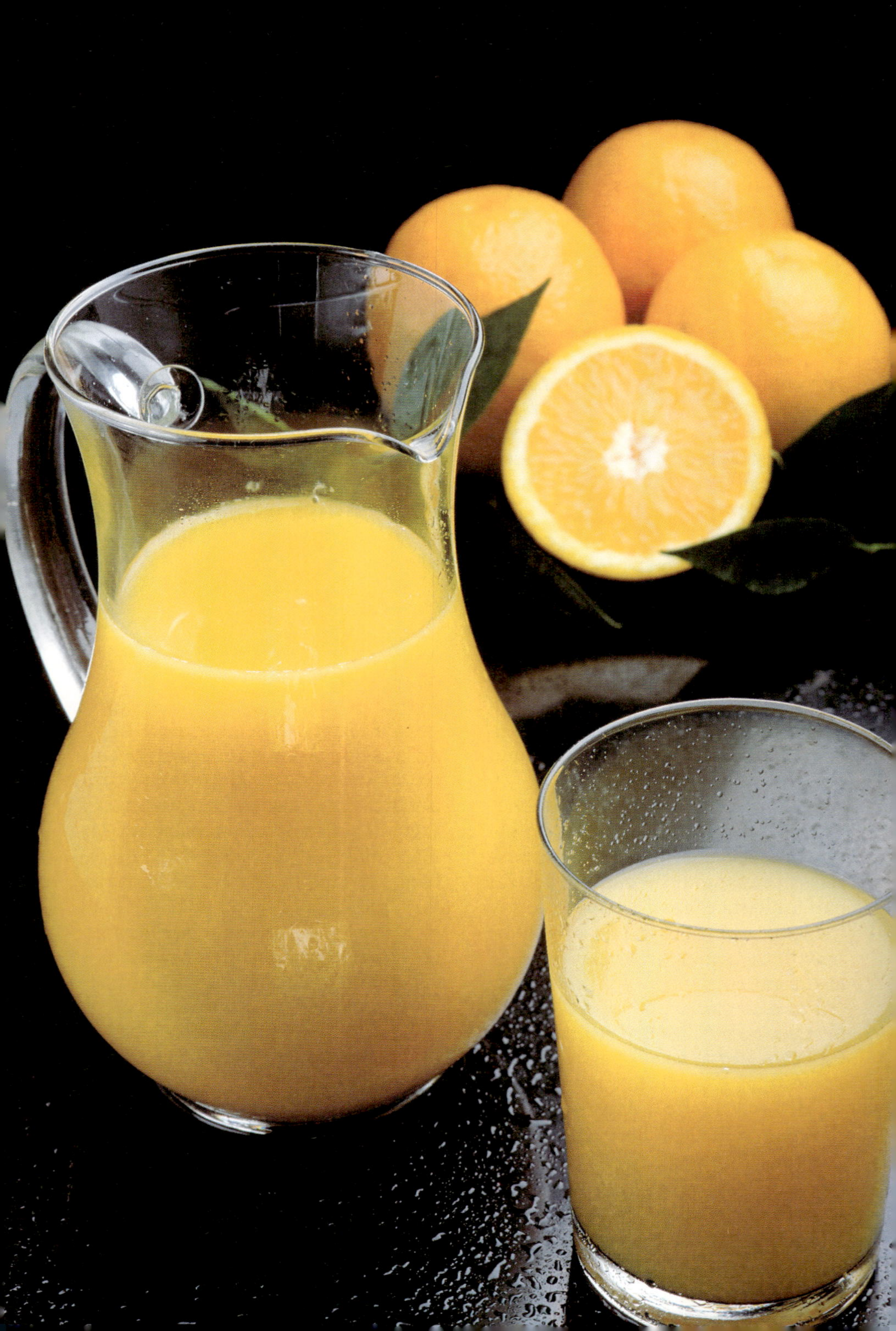

con mostaza y otras salsas picantes a base de fruta se obtiene un efecto óptimo para un segundo plato original.

La fruta exótica nos ayuda a realizar platos que nos traen a la mente tierras lejanas: dátiles, mandarinas chinas, pistachos, *lichies* y mangos nos transportan a la cocina oriental, regalándonos cenas inolvidables.

No hay que olvidar las piñas, bananas, guaraná, maracuyá y papaya, que nos proporcionan zumos de frutas, cócteles y fresquísimos concentrados de vitaminas.

Pero sin alejarnos tanto, nuestra tierra nos ofrece cítricos de gran calidad, que se pueden utilizar en condimentos, gelatinas y cremas. ¡Y no hay que olvidar los frutos secos, que no deben faltar en Navidad para hacer la fiesta todavía más golosa!

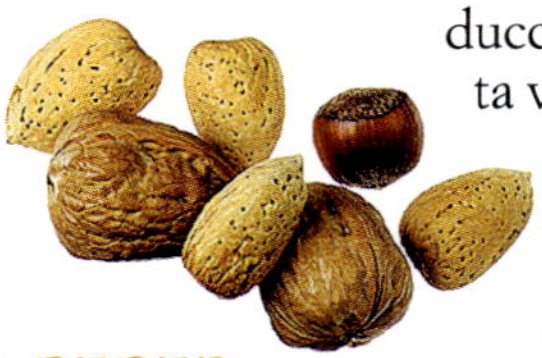

NATURALEZA PARA BEBER

Batidos, zumos, granizados y licuados para todos los gustos, de todos los colores, aromas y espesor.

Una sana y dietética costumbre alimentaria, pero también un complemento energético de vitaminas, potasio y sales minerales esenciales para nuestro organismo y, sobre todo en los últimos años, una auténtica alternativa a comidas completas si contienen frutas proteínicas, como el plátano y el aguacate.

Hay fórmulas muy variadas y fantasiosas, capaces de satisfacer también a los más exigentes: batidos a base de fruta y yogur, zumos, licuados frescos tanto de fruta como de verdura, helados (tradicionales o a base de yogur) para «ahogar» en zumos de frutas, granizados con leche de vaca o de soja.

Todos tienen en común unas óptimas características: son frescos, rehidratantes, ligeros, sanos y nutritivos, y si sustituyen a alimentos excesivamente grasos, aumentan un esencial aporte de líquidos a nuestro organismo, combaten el hambre y la sed al mismo tiempo y nos preservan de muchos trastornos, entre los cuales se encuentran la deshidratación y la molesta celulitis.

Son fundamentales sobre todo en las estaciones cálidas, de un modo especial cuando la exposición a los rayos solares es muy prolongada y, junto con una notable demanda de líquidos, nuestro organismo aumenta la producción de radicales libres y necesita vitaminas que le ayuden a mantener sana y elástica la piel.

Fácilmente asimilables, estos sorbos de naturaleza concentrada entran rápidamente en nuestro organismo y se transforman inmediatamente en energía: basta con pensar que los batidos o los zumos de fruta se absorben y se digieren todavía mejor que la fruta entera, con lo que se facilitan así los procesos de desintoxicación y depuración.

Algunos consejos prácticos: hay que evitar la pérdida de vitaminas y sales minerales, que se oxidan y se destruyen rápidamente en contacto con el aire, tomando los preparados inmediatamente; es preferible utilizar la fruta muy madura: se obtendrá un mejor resultado gracias al sabor más azucarado, y, si se endulza con miel, el resultado será excelente, gracias al aroma más delicado.

ALGUNOS UTENSILIOS

Indispensables para facilitar la preparación de los platos, los utensilios son valiosos compañeros de cocina que nos permitirán obtener, en menos tiempo y con menor fatiga, unos resultados excelentes, para una presentación de auténticos chef.
Para las verduras son muy importantes las batidoras eléctricas, que baten de forma homogénea; los picadores, que permiten un corte más preciso y se pueden utilizar para servir; el pelapatatas, que pela con gran precisión, y los aparatos para cortar los huevos, que permiten que las rodajas sean uniformes. Los cuchillos pueden parecer poco relevantes, pero, especialmente para los quesos, una cuidada elección permitirá mantener inalterada su estructura y sabor. Para los quesos de pasta blanda, la hoja debe ser muy fina, para evitar que las lonchas se aplasten.
Para los quesos de pasta dura, en cambio, la hoja ideal debe ser larga, triangular o en forma de trapecio, y preferiblemente con doble mango para facilitar el corte.
Lo mismo vale para las verduras: cuanto más duras sean, más facilitará el corte un cuchillo de hoja larga. Para las hortalizas blandas o tiernas, en cambio, la hoja deberá ser más fina. El rallador servirá para realizar excelentes ensaladas.
Para trabajar la masa fresca, las pizzas y las empanadas, en cambio, son útiles los rodillos o las amasadoras. Seguramente, el amasado manual conlleva una rudeza proporcionada por la madera que facilita la absorción de los jugos y, por tanto, da como resultado un plato más rústico y notable. La amasadora, por otra parte, sin duda es más rápida, pero hay que controlarla continuamente para asegurarse de que la masa quede homogénea.
Para los dulces son útiles los moldes de diversas formas, las fuentes antiadherentes con bordes de aproximadamente 3,5 cm, los discos para cortar la masa, las mangas de pastelero para decorar o rellenar y las espátulas.

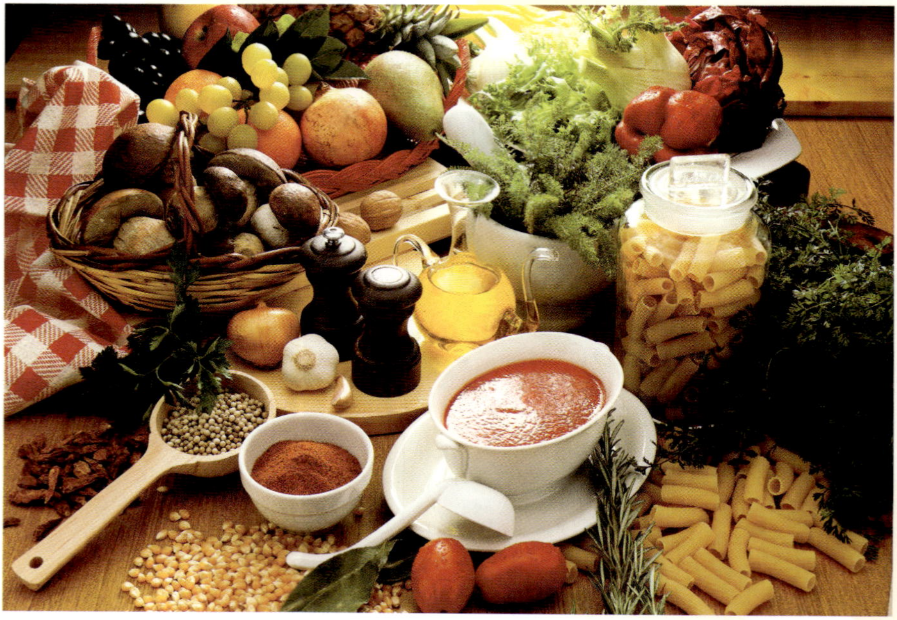

Servir con estilo

Para realzar al máximo una mesa con platos vegetarianos, hay que apostar esencialmente por los elementos que nos transportan a lo primario, es decir, a la naturaleza.
Composiciones florales, servilletas atadas con rafia, vajillas de madera o terracota sencillas o con motivos que evoquen flores y hojas pueden adornar de forma única nuestra mesa.
Según el tema de la velada, se pueden poner sobre la mesa pequeños cuencos con especias que desprendan aromas agradables y naturales durante toda la comida, además de satisfacer plenamente las exigencias de los invitados.
Hierbas aromáticas y centros de mesa con frutas de temporada sugieren un encuentro con la naturaleza y la armonía con la tierra, y ofrecen a la mesa y a los comensales energía y bienestar.
Se puede dedicar una especial atención a las tarjetas con el nombre de los invitados, que pueden ir decoradas con espigas, hojas u otros elementos relacionados con el tema propuesto para la cena.
Como señal de respeto a la naturaleza, base de la cocina vegetariana, se debe respetar el carácter cíclico de las estaciones.
En verano, sobre la mesa no pueden faltar las flores; los protagonistas indiscutibles son el incienso y las esencias penetrantes, como las de jazmín o rosa, los colores encendidos y solares y los manteles blancos que resalten los tonos cálidos de la naturaleza en su máxima expresión de vida. En primavera, podemos utilizar brotes en grandes jarrones de delicados tonos pastel o de vidrio transparente, pequeñas florecillas que empiezan a abrirse, ramos de lavanda, violetas o flores de manzanilla. En otoño, se pueden utilizar racimos de uva, castañas, cestas con setas, granadas, bellotas, hojas de encina y, esparcidas por el mantel, bayas, velas que tengan en su interior hojas de colores y, por último, calabazas. En invierno, los colores penetrantes del oro y del rojo de la Navidad evocan la atmósfera de las fiestas; las ramas de pino o abeto son ideales para adornar una mesa perfumada con esencias de canela, vainilla o cacao, típicos aromas de los dulces de Navidad y que, junto con los cítricos y los frutos secos, constituyen otros motivos típicos e idóneos para esta estación.

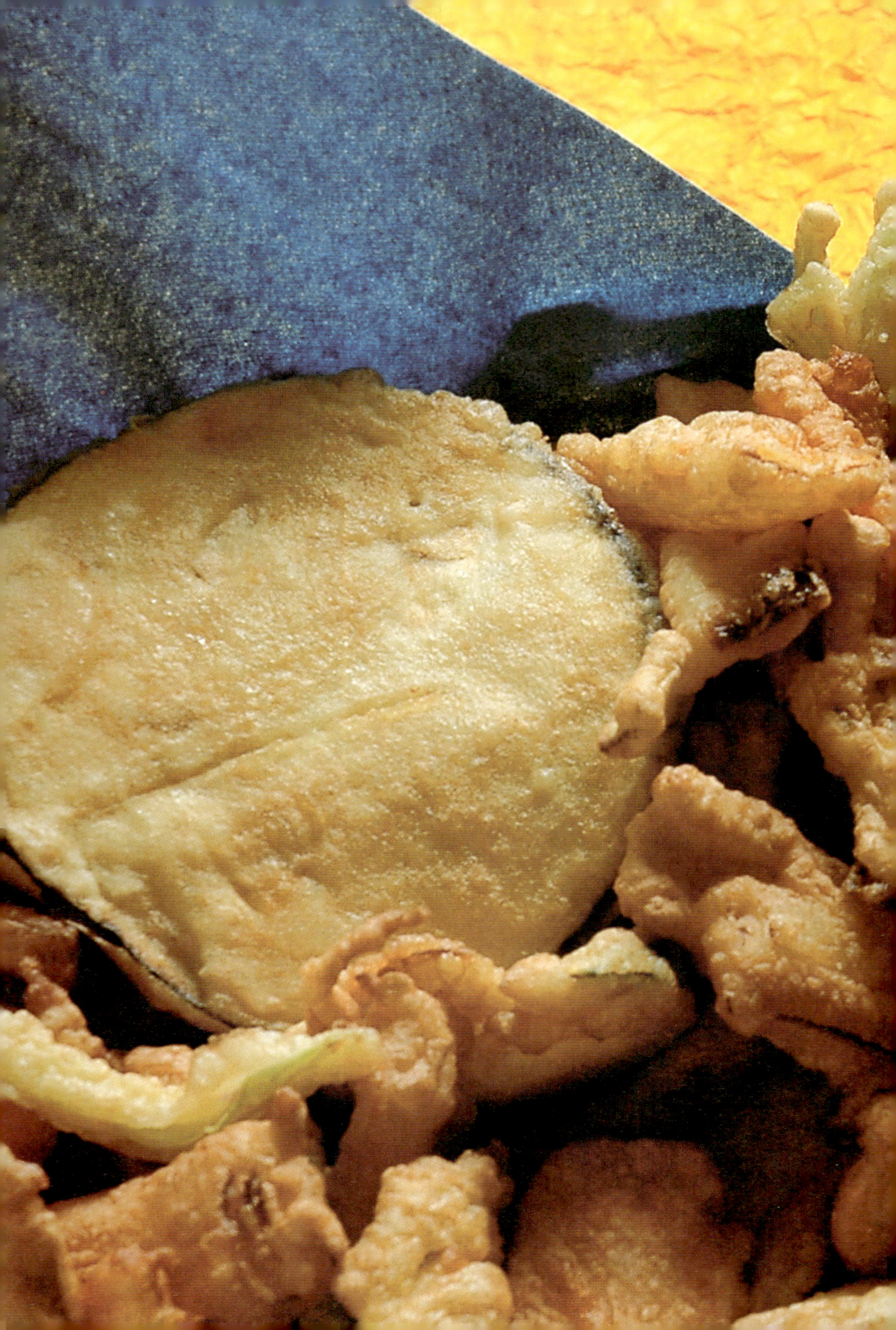

RECETARIO

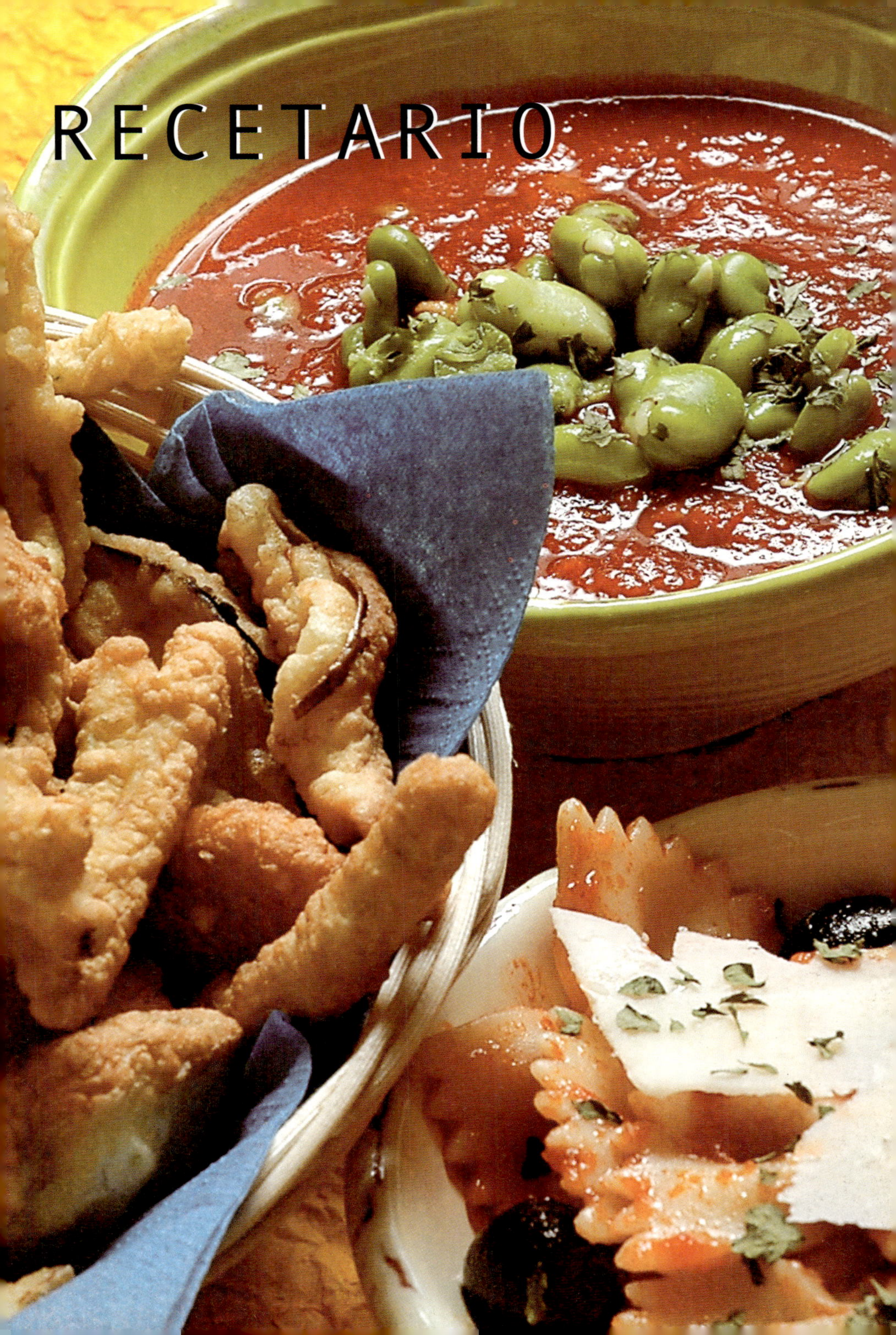

PREPARACIÓN: 30 minutos
COCCIÓN: 30 minutos
DIFICULTAD: media

Por cada ración
- Kcal: 421
- Proteínas: 11,5 g
- Lípidos: 12,5 g
- Carbohidratos: 70,25 g

Ingredientes para 4 personas
- 400 g de pan para tostadas (8 rebanadas)
- 200 g de champiñones
- 80 g de queso fresco
- 80 ml de nata fresca (20 % de materia grasa)
- 20 ml de aceite de oliva virgen extra
- 1 chalote
- 1 diente de ajo
- perejil
- sal y pimienta

Tostadas de champiñones

Lave y corte los champiñones en láminas. Sofría el diente de ajo en aceite de oliva virgen extra hasta que se dore. Añada el chalote finamente picado y deje que se ablande.

Sofría los champiñones durante 15-20 minutos y añada sal y pimienta al gusto.

Cuando los champiñones estén listos, espolvoree perejil fresco finamente picado.

Ablande el queso fresco y triture los champiñones con la batidora. Mézclelo todo bien.

Incorpore la nata y remueva hasta que se forme un compuesto homogéneo que se pueda distribuir bien sobre las rebanadas de pan, después de haberlas tostado.

Los champiñones son ricos en potasio y cobre, fuente de sales minerales. En la Antigüedad se utilizaban por sus óptimas propiedades terapéuticas y medicinales. Debido a su alto aporte vitamínico y a su bajo contenido calórico, también son adecuados en las dietas por su alto contenido en agua y fibra.

PREPARACIÓN: 10 minutos
DIFICULTAD: baja

Ensalada de brotes

Por cada ración
- Kcal: 190
- Proteínas: 3,25 g
- Lípidos: 16,75 g
- Carbohidratos: 7 g

Ingredientes para 4 personas
- 150 g de brotes de soja
- 50 g de hojas de lechuga
- 30 g de uvas
- 30 g de nueces peladas
- 20 g de piñones
- 40 ml de aceite de oliva virgen extra
- 1 limón (o vinagre o 1 naranja)
- 1 manzana
- sal

Lave bien la lechuga y los brotes de soja, mezcle estos dos ingredientes en un bol y luego incorpore las nueces peladas y la manzana, previamente cortada en daditos. Condimente todo con zumo de limón, uvas, piñones, aceite y sal.

Si lo desea, puede sustituir el limón por vinagre o por zumo de naranja.

Los brotes de soja se incluyen en la categoría de las legumbres, por lo que son ricos en proteínas, y reducen notablemente los niveles de colesterol y de triglicéridos. Resultan muy adecuados para prevenir trastornos coronarios y circulatorios.

PREPARACIÓN: 30 minutos
COCCIÓN: 20 minutos
DIFICULTAD: media

Tomates rellenos

Por cada ración
- Kcal: 279
- Proteínas: 10,5 g
- Lípidos: 16 g
- Carbohidratos: 24,75 g

Ingredientes para 4 personas
- 4 tomates maduros
- 80 g de arroz integral
- 30 g de parmesano
- 40 ml de aceite de oliva virgen extra
- 2 huevos
- 2 cucharadas de pan rallado
- perejil
- sal

Cueza el arroz integral en agua con sal, y cuélelo cuando esté en su punto.

Lave y corte los tomates por la mitad en sentido horizontal; a continuación, vacíelos pero conserve el jugo y la pulpa.

En un bol, bata los huevos y la pulpa de los tomates junto con el parmesano y el perejil. Añada el arroz. Cuando esta mezcla esté bien homogénea, rellene los tomates y cúbralos con pan rallado.

Añada un hilillo de aceite de oliva, y hornee los tomates rellenos durante 10 minutos.

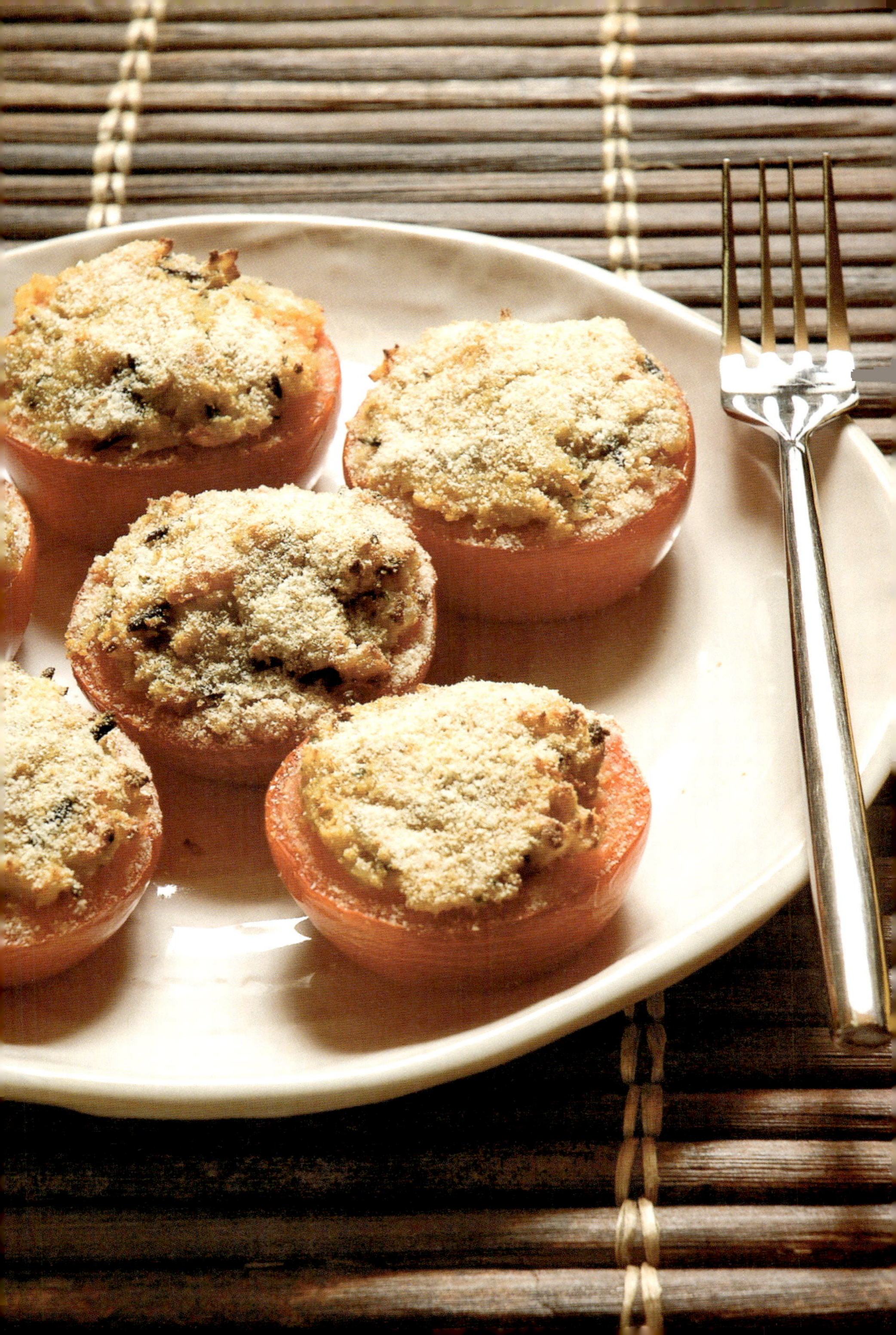

PREPARACIÓN: 40 minutos
COCCIÓN: 20 minutos
DIFICULTAD: media

Por cada ración
- Kcal: 344
- Proteínas: 15 g
- Lípidos: 22,75 g
- Carbohidratos: 21,25 g

Ingredientes para 4 personas
- 8 alcachofas
- 50 g de pan rallado
- 80 ml de aceite de oliva virgen extra
- 3 cucharadas de parmesano
- 2 huevos
- 1 diente de ajo
- 1 limón
- perejil picado
- sal

Alcachofas gratinadas al horno

Quite las puntas de las alcachofas y las hojas más duras. Vacíe la parte central e introdúzcalas en agua con limón durante 15 minutos.

Bata los huevos junto con el pan rallado, el parmesano y el diente de ajo finamente picado.

Vierta esta mezcla sobre las alcachofas; procure que se introduzca también entre las hojas.

Sazone y, para terminar, añada el perejil picado y un poco de aceite.

Hornee a 180 °C durante 20 minutos.

Las alcachofas tienen un poder desintoxicante que actúa principalmente sobre el hígado y los riñones; de hecho, son óptimos depuradores de la sangre y hacen bajar el nivel de colesterol y de ácido úrico.

PREPARACIÓN: 30 minutos
COCCIÓN: 15 minutos
DIFICULTAD: media

Tartaletas de queso

Por cada ración
- Kcal: 546
- Proteínas: 16,5 g
- Lípidos: 41,25 g
- Carbohidratos: 28,5 g

Ingredientes para 4 personas
- 250 g de masa de hojaldre
- 150 g de gorgonzola
- 50 g de queso manchego tierno
- 300 ml de leche descremada
- sal

Recubra algunos moldes de pastelería con la masa de hojaldre y dispóngalos en una bandeja de horno.

Caliente la leche y funda los quesos: remueva con una batidora de mano.

Rellene los moldes con la salsa de queso obtenida y hornee durante 15 minutos a 200 °C.

Saque la bandeja del horno, desmolde las tartaletas y dispóngalas en una parrilla para que se enfríen.

Sírvalas tibias.

Huevos rellenos con salsa verde

Preparación: 30 minutos
Cocción: 10 minutos
Dificultad: media

Por cada ración
- Kcal: 295
- Proteínas: 15,75 g
- Lípidos: 25,25 g
- Carbohidratos: 1,32 g

Ingredientes para 4 personas
- 8 huevos
- 50 g de aceitunas verdes sin hueso
- 10 g de alcaparras
- 40 ml de aceite de oliva virgen extra
- 1 puerro
- perejil
- sal

Ponga agua a hervir y cueza los huevos durante 8-10 minutos.

Mientras, corte el puerro y tritúrelo con la batidora junto con las aceitunas y las alcaparras.

Mézclelo todo con el aceite de oliva virgen hasta obtener un compuesto homogéneo.

Incorpore la sal y el perejil.

Corte los huevos cocidos por la mitad, en sentido longitudinal, quíteles la yema y añádala al preparado anterior.

Rellene las mitades de huevo con esta mezcla.

Paquetitos de berza al queso

Preparación: 15 minutos
Cocción: 25 minutos
Dificultad: media

Por cada ración
- Kcal: 310
- Proteínas: 11,5 g
- Lípidos: 12,25 g
- Carbohidratos: 28,5 g

Ingredientes para 4 personas
- 8 hojas de berza
- 50 g de queso manchego
- 50 g de queso emmental
- 150 g de pan de molde (3 rebanadas)
- 250 ml de vino blanco
- 125 ml de leche desnatada
- 20 ml de aceite de oliva virgen extra
- media cebolla
- tomillo, romero
- sal

Cueza al vapor durante dos minutos las hojas de berza; aromatice el agua con tomillo y romero.

Reblandezca las rebanadas de pan en la leche y escúrralas bien.

Triture los dos quesos y mézclelos con el pan; a continuación, pase por la batidora todos los ingredientes.

Rellene las hojas de berza con la mezcla obtenida y ciérrelas formando paquetitos; utilice palillos o un poco de hilo de cocina para evitar que se abran.

Sofría en una sartén antiadherente media cebolla en dos cucharadas de aceite de oliva. A continuación, ponga los paquetitos, mójelos con el vino blanco y cuézalos a fuego lento hasta que el vino se evapore completamente. Coloque los paquetitos en una fuente y sirva.

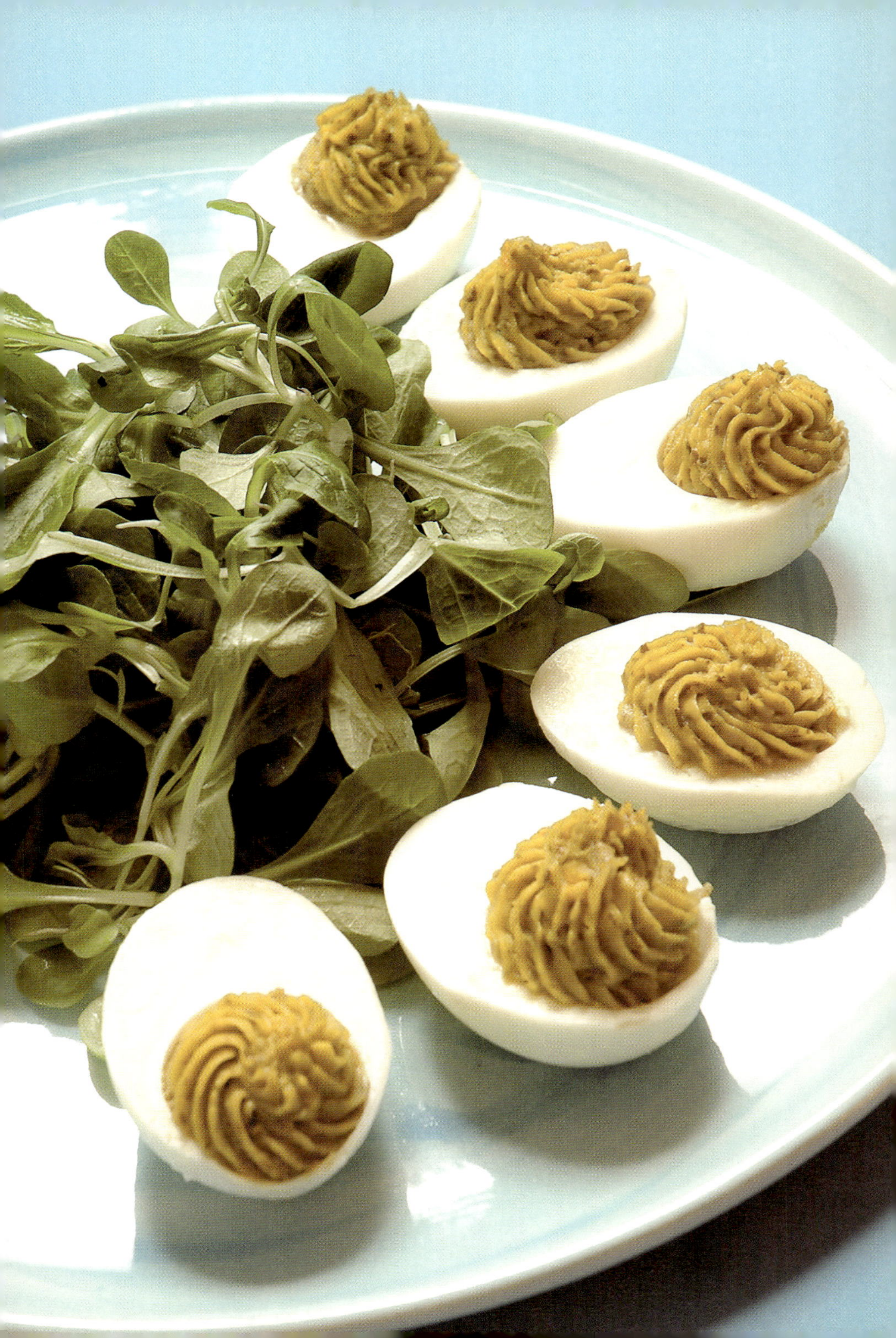

PREPARACIÓN: 30 minutos
DIFICULTAD: media

Verduras con salsa de yogur

Por cada ración
- Kcal: 191
- Proteínas: 7 g
- Lípidos: 12,25 g
- Carbohidratos: 13,75 g

Ingredientes para 4 personas
- 200 ml de yogur
- 2 calabacines
- 2 zanahorias
- 2 tallos de apio
- 1 hinojo
- 1 huevo
- medio pimiento rojo
- medio pimiento amarillo
- medio limón exprimido
- 4 cucharadas de aceite de oliva virgen extra
- sal

Lave y corte las verduras en sentido vertical, escúrralas bien y colóquelas en un vaso.

Prepare la salsa de yogur: bata el huevo con el zumo de limón y la sal. Al mismo tiempo, incorpore poco a poco el aceite y el yogur, bata con delicadeza para que la mezcla ligue bien.

Cuando la mezcla alcance una cremosidad homogénea, viértala en pequeños recipientes y sirva con las verduras por separado.

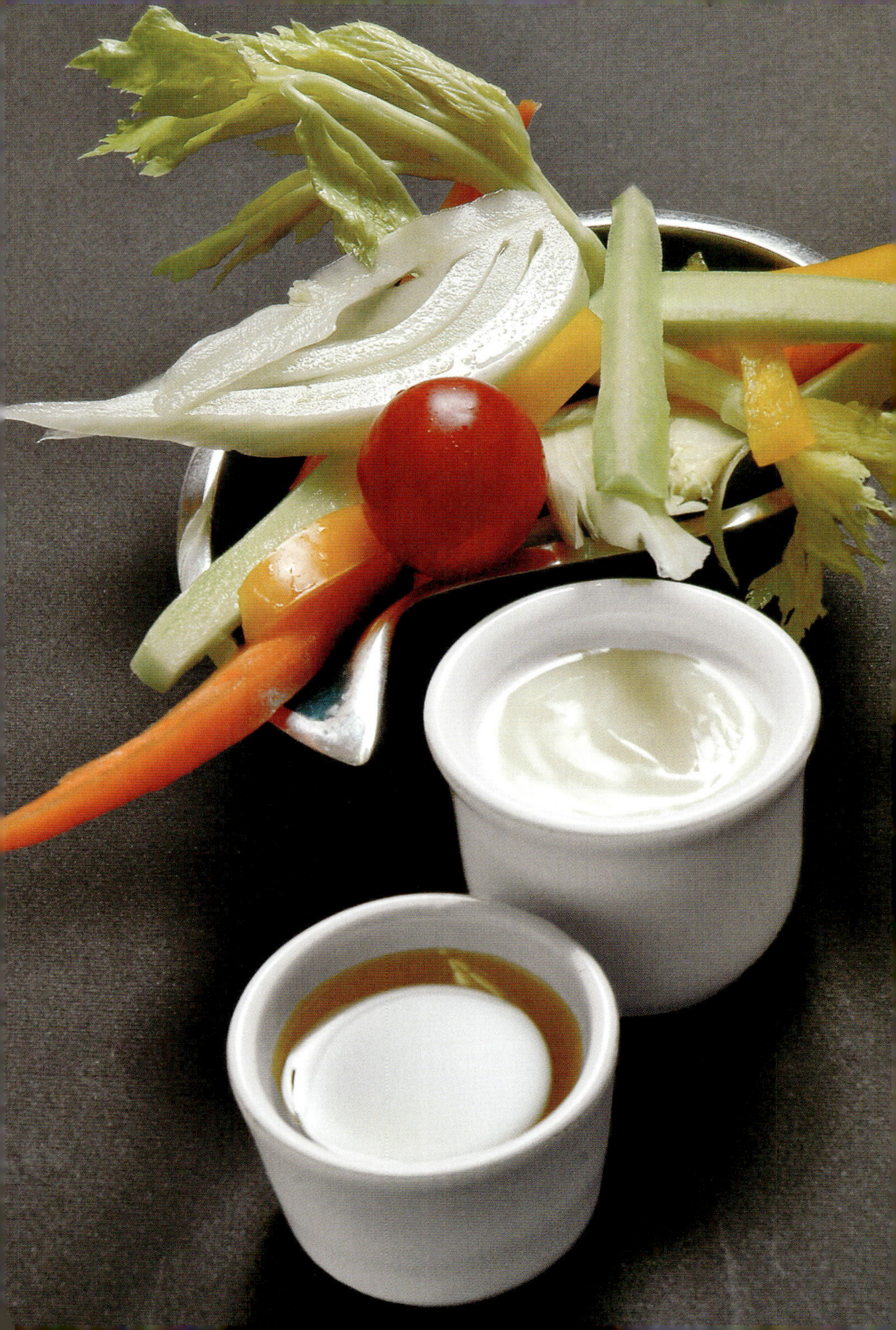

PREPARACIÓN: 30 minutos
COCCIÓN: 20 minutos
DIFICULTAD: media

Verduras rebozadas

Por cada ración
- Kcal: 481
- Proteínas: 14 g
- Lípidos: 30,75 g
- Carbohidratos: 31,75 g

Ingredientes para 4 personas
- 4 alcachofas
- 2 calabacines
- 1 berenjena
- 1 tomate verde
- 100 g de harina
- 600 ml de cerveza
- 3 huevos
- aceite para freír
- sal

Lave las verduras y córtelas en rodajas de medio centímetro de grosor aproximadamente.

Prepare la masa para rebozar: bata los huevos con un batidor de mano y añada poco a poco la harina tamizada y la cerveza. Pase las verduras por harina antes de sumergirlas en esta pasta, y fríalas en abundante aceite.

Escurra bien el aceite y disponga las verduras fritas sobre una hoja de papel absorbente para eliminar el exceso de grasa.

Sale y sirva.

Para hacer esta fritura más ligera es recomendable utilizar aceite de soja.

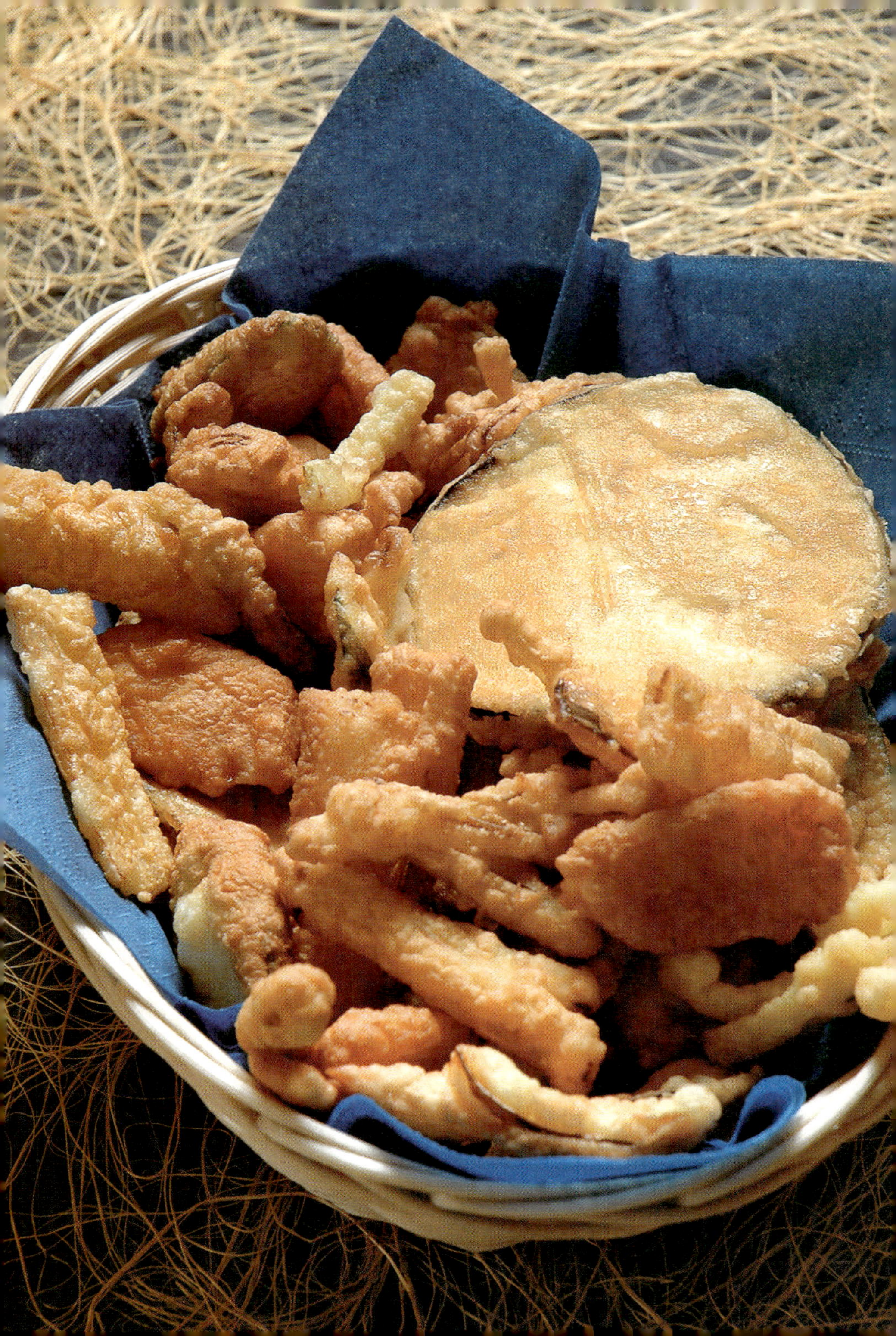

PREPARACIÓN: 40 minutos
COCCIÓN: 10 minutos
DIFICULTAD: alta

Galletitas sabrosas al queso

Por cada ración
- Kcal: 810
- Proteínas: 25,75 g
- Lípidos: 53,25 g
- Carbohidratos: 60,5 g

Ingredientes para 4 personas
- 300 g de harina
- 175 g de mantequilla
- 150 g de queso emmental
- 50 g de parmesano
- 1 huevo
- semillas de sésamo o amapola
- sal

Triture los quesos emmental y parmesano con el robot de cocina y funda la mantequilla. Mezcle los quesos con la harina tamizada, incorpore el huevo entero y la mantequilla y amase hasta obtener una masa blanda.

Con un rodillo, extienda la masa formando una hoja de 1 cm de grosor en una placa recubierta con papel parafinado para horno.

Corte la masa con moldes de pastelería de formas diversas hasta que se termine.

Espolvoree semillas de sésamo o de amapola, y hornee las galletitas a 180 °C durante 10 minutos.

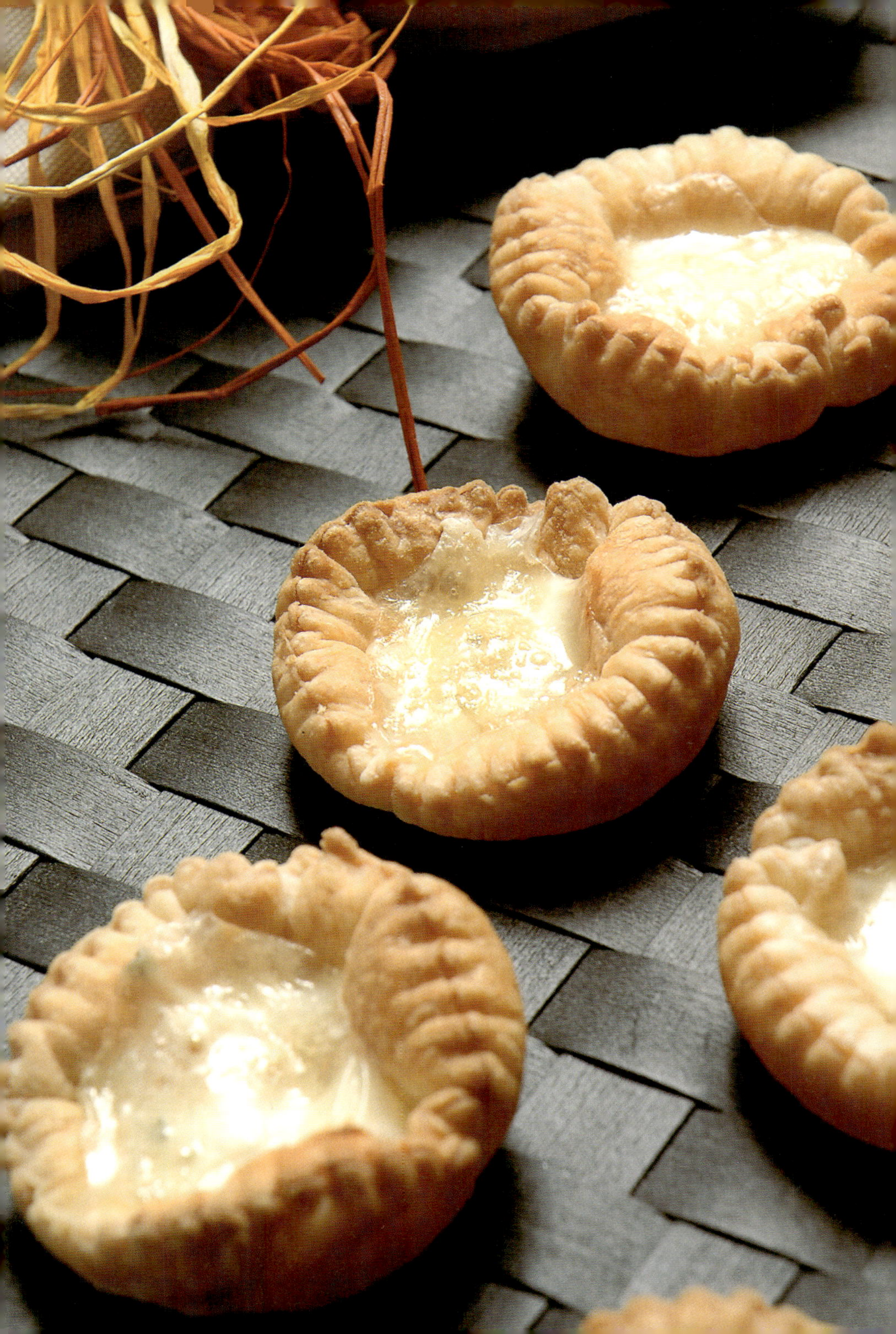

PREPARACIÓN: 30 minutos
COCCIÓN: 40 minutos
DIFICULTAD: media

Paquetitos de verdura

Por cada ración
- Kcal: 756
- Proteínas: 10,75 g
- Lípidos: 53,5 g
- Carbohidratos: 57 g

Ingredientes para 4 personas
- 500 g de verduras variadas de temporada (zanahoria, berza, repollo, guisantes, judías verdes, puerro)
- 4 porciones de masa de hojaldre (de forma cuadrada o rectangular)
- 500 ml de caldo vegetal
- 100 ml de vino blanco
- aceite de oliva virgen extra
- tomillo
- salvia
- sal y pimienta

Lave todas las verduras por separado.

Ralle las zanahorias, pique finamente el puerro y el repollo y corte en trocitos las judías verdes.

Sofría el puerro, agregue los guisantes y las judías verdes; transcurridos 10 minutos, añada las verduras más delicadas, como la zanahoria rallada y el repollo.

Incorpore el vino blanco y el caldo vegetal, y deje que cueza todo durante unos 20 minutos.

Añada las hierbas aromáticas, cubra con una tapadera y deje que cueza hasta la completa evaporación del líquido. Espere a que se enfríe.

Extienda la masa de hojaldre y córtela en dos partes iguales. Rellene cada parte con las verduras y dóblela sobre sí misma; ciérrela y colóquela en una placa de horno recubierta con papel parafinado para horno.

Repita la operación hasta terminar la masa de hojaldre.

Hornee durante 20 minutos a 200 °C. Sirva los paquetitos de verduras bien calientes, recién salidos del horno.

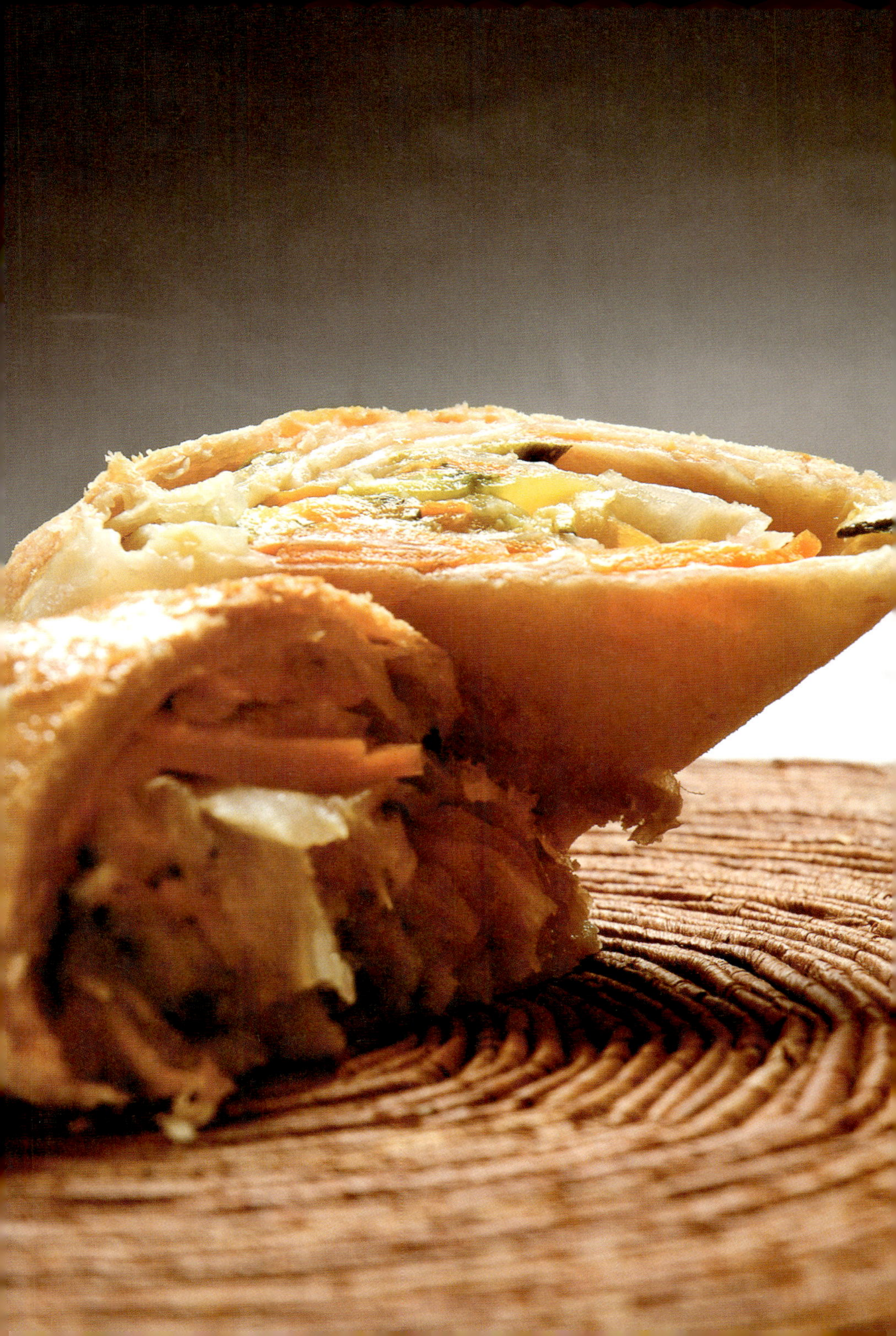

PREPARACIÓN: 20 minutos
COCCIÓN: 12 minutos
DIFICULTAD: media

Ensalada griega

Por cada ración
- Kcal: 243
- Proteínas: 14,25 g
- Lípidos: 17,25 g
- Carbohidratos: 8,25 g

Ingredientes para 4 personas
- 4 tomates
- 3 pepinos
- 1 cebolla roja
- 1 pimiento amarillo
- 200 g de queso feta
- 2 huevos cocidos
- 4 cucharadas de yogur griego
- 1 cucharada de vinagre
- aceitunas negras (al gusto)
- orégano
- sal

Cueza los huevos y, una vez fríos, quíteles la cáscara.

Corte los huevos en cuartos. Lave y corte las verduras, rebane la cebolla y disponga todo en una ensaladera. Condimente con el vinagre y el yogur griego.

Sirva con el queso feta cortado en dados y adorne con las aceitunas negras.

Sale y espolvoree la ensalada con orégano.

El queso feta es el queso más típico de Grecia. Se elabora con leche de oveja y de cabra, y, por tanto, tiene como característica el ser especialmente ácido. Madura en salmuera, es de color blanco y no tiene costra; se suele servir en trozos.

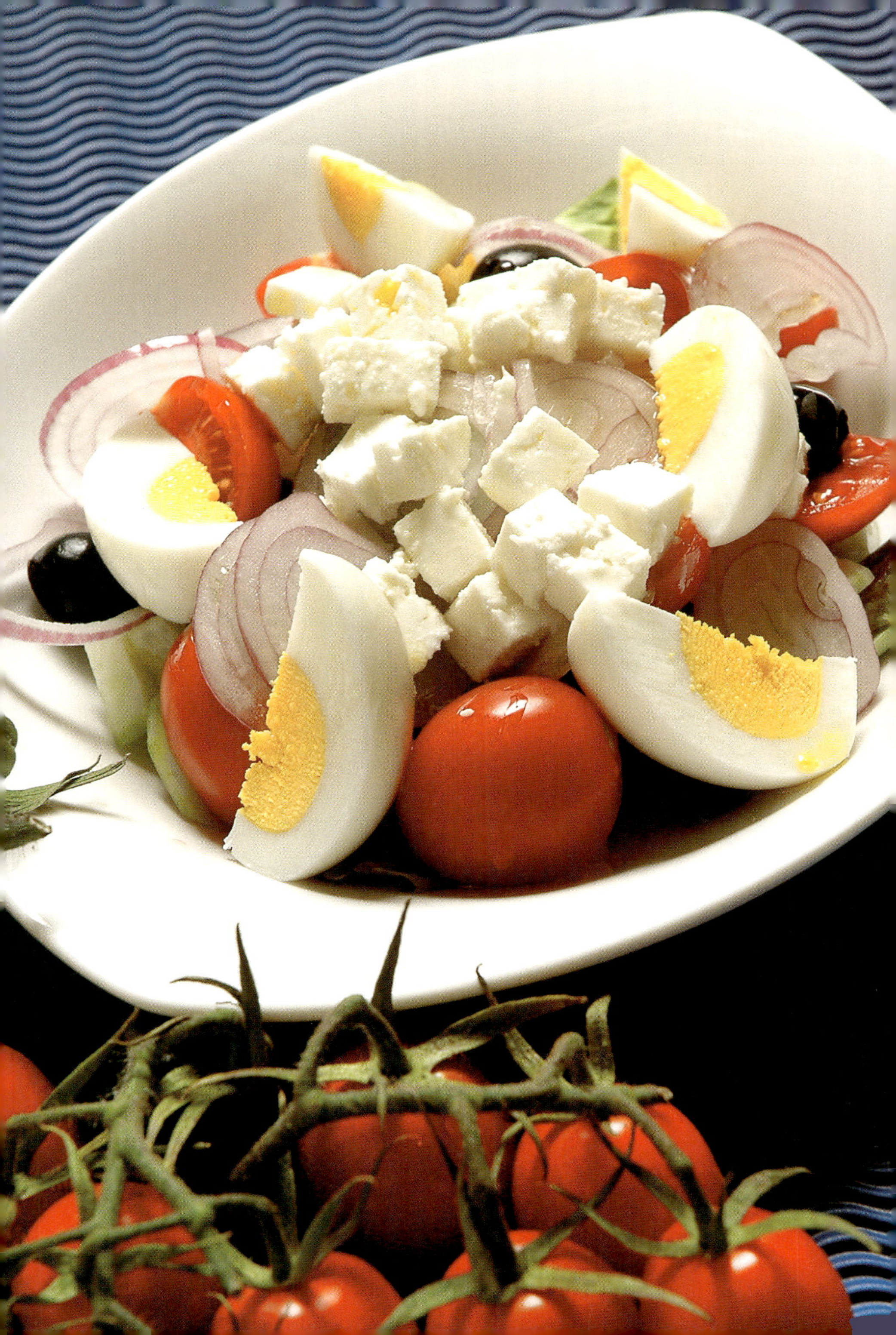

Preparación: 40 minutos
Cocción: 15 minutos
Dificultad: media

Crema de calabacín y guisantes con picatostes

Por cada ración
- Kcal: 345
- Proteínas: 11,75 g
- Lípidos: 22,5 g
- Carbohidratos: 0,25 g

Ingredientes para 4 personas
- 4 calabacines grandes
- 400 g de guisantes
- picatostes (al gusto)
- 4 escalonias
- 100 ml de nata para cocinar (20 % de materia grasa)
- cebollino
- aceite de oliva virgen extra
- sal

Lave y corte los calabacines en trozos gruesos.

En una cazuela, cueza los calabacines, las escalonias cortadas gruesas y los guisantes aproximadamente durante 6-7 minutos en agua ligeramente salada.

A continuación, cuele y reduzca las verduras a una crema con el pasapurés o la batidora.

Ponga el puré de nuevo en una cazuela e incorpore la nata líquida. Manténgala a fuego bajo durante unos 5 minutos sin dejar de remover.

Disponga la crema en los platos de servir, riegue con aceite de oliva virgen extra y espolvoree el cebollino picado.

Sirva la crema caliente acompañada de los picatostes.

Para preparar los picatostes en casa, basta con cortar en dados unas rebanadas de pan blanco del día anterior, una vez eliminada la costra. A continuación, se doran en una sartén con un poco de aceite de oliva, a fuego fuerte, durante 4-5 minutos. Finalmente, se retiran de la sartén y se ponen sobre una hoja de papel de cocina absorbente para que escurran el exceso de grasa.

Preparación: 10 minutos
Cocción: 25 minutos
Dificultad: media

Terciopelo de guisantes a la menta

Por cada ración
- Kcal: 280
- Proteínas: 11,75 g
- Lípidos: 11,75 g
- Carbohidratos: 33,25 g

Ingredientes para 4 personas
- 500 g de guisantes
- menta
- 20 g de mantequilla
- 1 l de caldo vegetal
- 2 puerros
- 1 zanahoria
- perejil
- picatostes (para la presentación)
- sal y pimienta

Lave, pele y corte en trozos la zanahoria y los puerros.

Caliente la mantequilla en una cazuela e incorpore las hierbas aromáticas.

Añada los guisantes, la zanahoria y los puerros. Agregue el caldo y deje que hierva a fuego medio durante 20 minutos.

Espere a que se enfríe y tritúrelo todo con la batidora.

Antes de servir, caliente la crema durante unos minutos.

Preparación: 10 minutos
Cocción: 1 hora y 10 minutos
Dificultad: media

Terciopelo de patatas y puerros

Por cada ración
- Kcal: 352
- Proteínas: 0,25 g
- Lípidos: 13,25 g
- Carbohidratos: 51,75 g

Ingredientes para 4 personas
- 5 patatas medianas
- 3 puerros
- 500 ml de leche descremada
- 500 ml de agua
- 50 g de mantequilla
- sal

Corte las patatas en pequeños dados y los puerros en rodajas.

Sofría la mantequilla y añada las verduras. Agregue la leche y el agua, sazone y cueza durante aproximadamente 1 hora.

Cuando las patatas estén blandas, retire la cazuela del fuego y tritúrelo todo con la batidora.

Sirva la crema caliente acompañada de picatostes.

Menestra antigua

Preparación: 20 minutos + 30 minutos para el remojo del farro
Cocción: 40 minutos
Dificultad: media

Por cada ración
- Kcal: 200
- Proteínas: 6,25 g
- Lípidos: 11 g
- Carbohidratos: 19 g

Ingredientes para 4 personas
- 300 g de setas variadas
- 150 g de calabaza
- 100 g de farro
- 200 g de judías verdes
- 1 l de caldo vegetal
- 40 ml de aceite de oliva virgen extra
- 2 cebollas
- 2 dientes de ajo
- 1 zanahoria
- 1 tallo de apio
- 1 cucharadita de romero
- sal y pimienta

Deje el farro en remojo durante 30 minutos aproximadamente; luego, escúrralo y elimine las impurezas.

Sofría las cebollas y el ajo cortados gruesos en aceite de oliva virgen extra.

Lave muy bien las setas y córtelas en láminas. Añádalas al sofrito y deje que se hagan a fuego bajo durante 15 minutos aproximadamente, hasta que se haya evaporado el líquido que sueltan.

Lave y corte en trozos la calabaza; a continuación, incorpórela al sofrito junto con el farro, las judías verdes y la zanahoria cortada en rodajas.

Remueva durante unos minutos y añada poco a poco el caldo. Deje que hierva durante 20 minutos aproximadamente a fuego suave.

Al final de la cocción, añada un chorrito de aceite crudo.

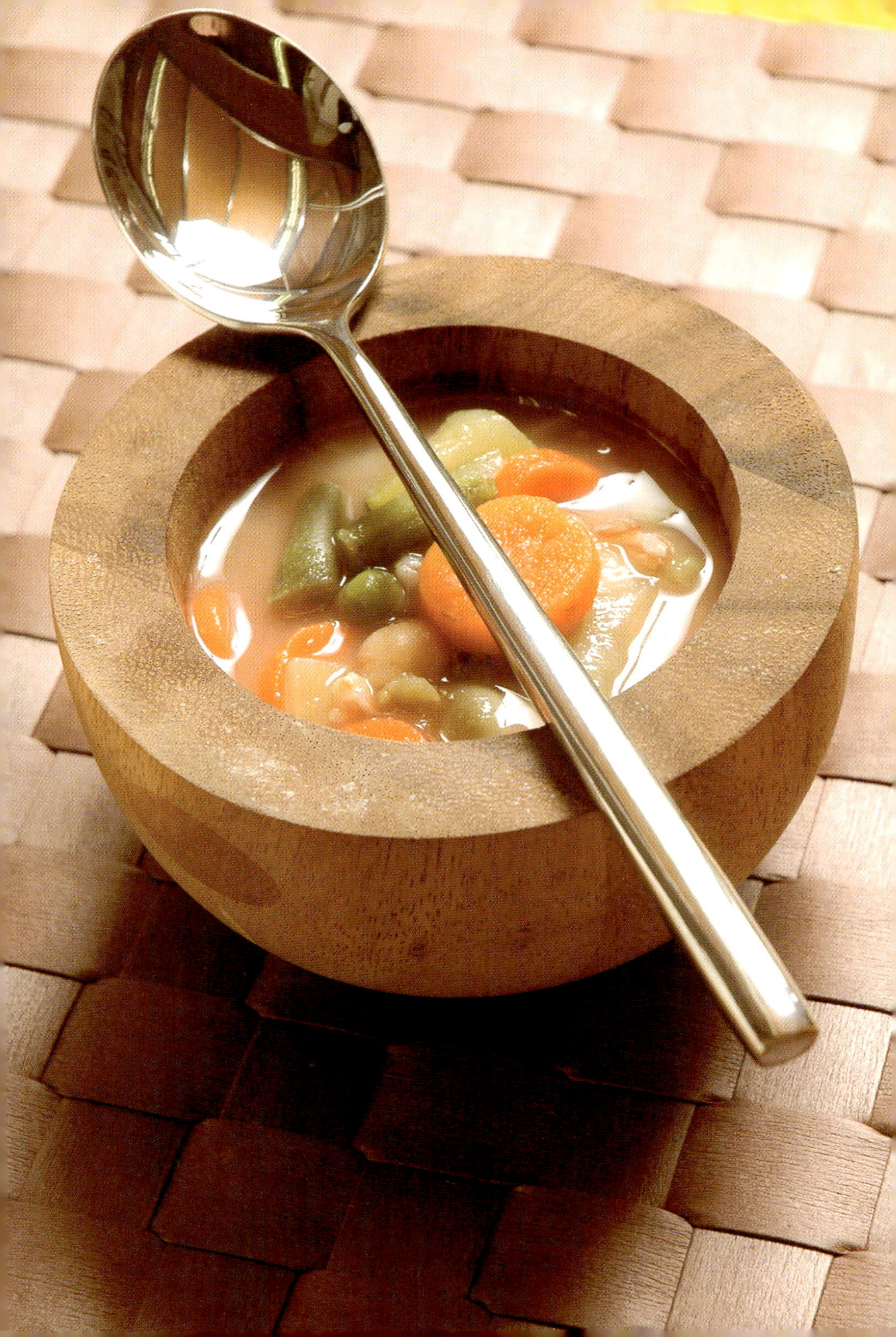

Cocido de garbanzos

Preparación: 30 minutos + 12 horas para el remojo de los garbanzos
Cocción: 2 horas y 20 minutos
Dificultad: media

Por cada ración
- Kcal: 248
- Proteínas: 10 g
- Lípidos: 12,25 g
- Carbohidratos: 25,75 g

Ingredientes para 4 personas
- 180 g de garbanzos
- 30 g de pulpa de tomate
- 250 ml de caldo vegetal
- 40 ml de aceite de oliva virgen extra
- 1 cebolla
- sal

Deje los garbanzos en remojo durante toda una noche. Cuélelos y cuézalos en agua con sal durante 2 horas aproximadamente; compruebe que estén tiernos antes de retirarlos del fuego y escurrirlos.

Sofría la cebolla en aceite de oliva virgen extra, agregue la pulpa de tomate y una pizca de sal. Añada el caldo y los garbanzos, y deje que hiervan durante unos 20 minutos.

Si lo desea, este plato se puede servir acompañado de pasta.

Puré rústico con calabaza

Preparación: 20 minutos +12 horas para el remojo de los garbanzos
Cocción: 2 horas y 30 minutos
Dificultad: media

Por cada ración
- Kcal: 164
- Proteínas: 7 g
- Lípidos: 6,25 g
- Carbohidratos: 21,25 g

Ingredientes para 4 personas
- 100 g de garbanzos
- 500 ml de caldo vegetal
- 20 ml de aceite de oliva virgen extra
- 1 puerro
- 1 zanahoria
- 1 tallo de apio
- 1 diente de ajo
- 1 cucharadita de romero, tomillo y salvia secos
- sal y pimienta

Deje los garbanzos en remojo en agua caliente durante toda una noche. A continuación, póngalos en agua fría y déjelos así unas 2 horas.

Sofría en aceite de oliva virgen el diente de ajo finamente picado y las hierbas aromáticas.

Corte en trozos pequeños la zanahoria y el apio, y en rodajas el puerro y la calabaza.

Incorpore todas estas verduras al sofrito; a continuación, agregue los garbanzos.

Vierta el caldo y deje que cueza a fuego vivo durante 20 minutos aproximadamente.

Bata con la batidora y salpimiente.

Al final de la cocción, añada un poco de aceite crudo.

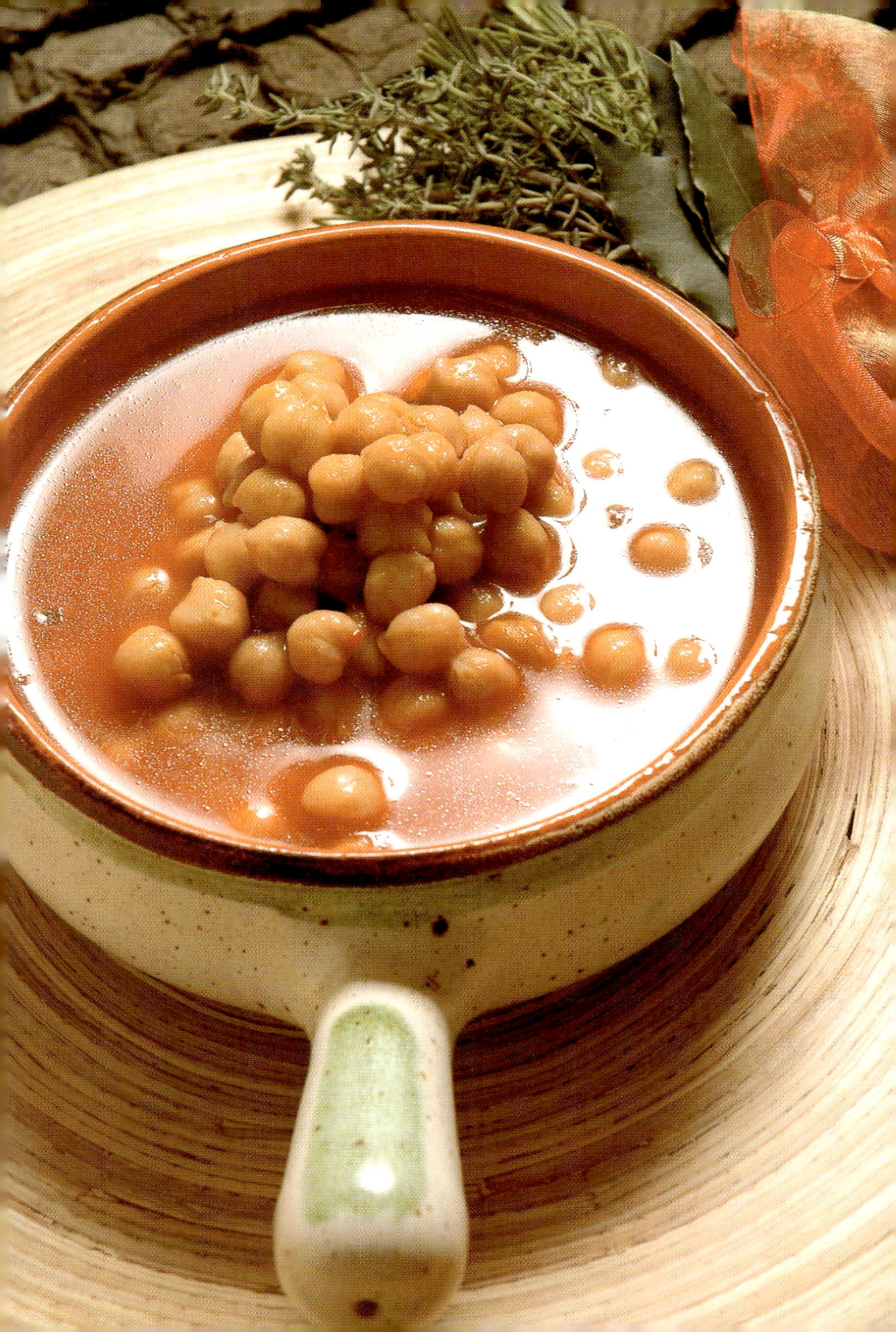

Menestra de farro y legumbres

PREPARACIÓN: 20 minutos + 1 hora para el remojo del farro y las legumbres
COCCIÓN: 1 hora
DIFICULTAD: media

Por cada ración
- Kcal: 257
- Proteínas: 13 g
- Lípidos: 6,5 g
- Carbohidratos: 37,75 g

Ingredientes para 4 personas
- 100 g de farro
- 100 g de judías
- 50 g de lentejas
- 250 ml de caldo vegetal
- 20 ml de aceite de oliva virgen extra
- 2 escalonias
- 1 cucharada de salsa de tomate
- sal

Ponga en remojo las lentejas, el farro y las alubias durante 1 hora aproximadamente. Sumérjalas en agua fría y déjelas durante otros 45 minutos.

Sofría en el aceite de oliva virgen extra las escalonias cortadas en rodajas y las legumbres escurridas.

Remueva y agregue una cucharada de salsa de tomate y el caldo. Sazone y deje que cueza a fuego lento durante 20 minutos aproximadamente.

Sirva caliente con un chorrito de aceite crudo.

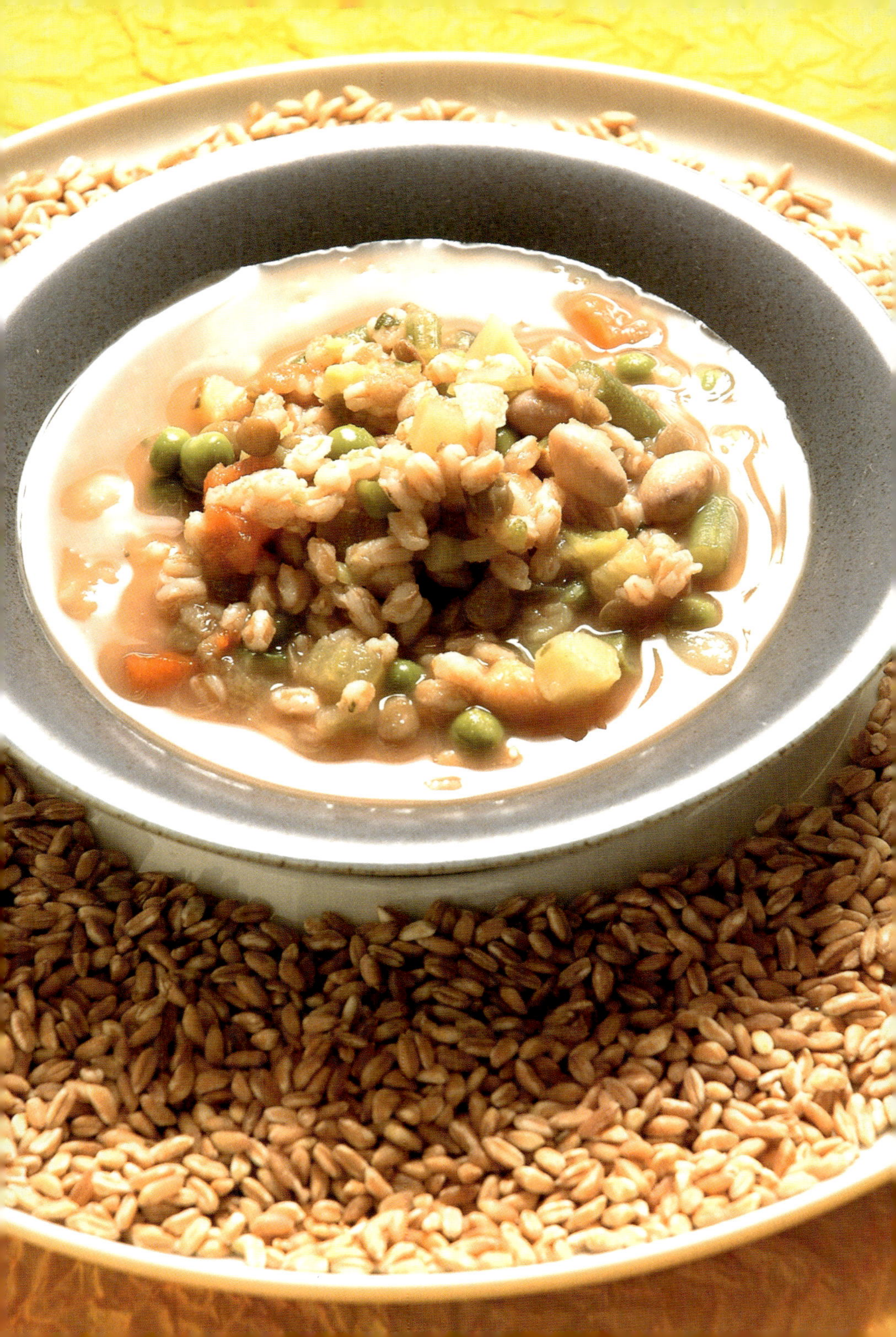

Sopa de berza con pan al *provolone*

Preparación: 20 minutos
Cocción: 25 minutos
Dificultad: media

Por cada ración
- Kcal: 502
- Proteínas: 22,5 g
- Lípidos: 20,75 g
- Carbohidratos: 59,25 g

Ingredientes para 4 personas
- 1 berza
- 300 g de pan tostado (8 rebanadas)
- 200 g de queso *provolone*
- 50 g de mantequilla
- 500 ml de caldo vegetal
- 1 diente de ajo
- media cebolla
- sal y pimienta

Lave y corte la berza en tiras. Corte en láminas el ajo y la cebolla, y sofríalos en la mantequilla fundida.

Añada la berza al sofrito, y rehóguela durante 5 minutos.

Incorpore el caldo y deje que cueza durante 15 minutos hasta que la berza esté blanda.

Tueste las rebanadas de pan con el queso en una parrilla o en el horno bien caliente.

Sirva el pan con el queso fundido en una fuente y, aparte, la berza en una sopera.

Sopa de soja y alubias blancas

Preparación: 30 minutos + 8 horas para el remojo de la soja y las alubias
Cocción: 1 hora
Dificultad: media

Por cada ración
- Kcal: 274
- Proteínas: 18,75 g
- Lípidos: 10,75 g
- Carbohidratos: 27,25 g

Ingredientes para 4 personas
- 150 g de soja
- 150 g de alubias blancas
- 250 ml de caldo vegetal
- 20 ml de aceite de oliva virgen extra
- 2 cucharadas de *miso*
- 1 diente de ajo
- sal y pimienta

Ponga la soja y las alubias en remojo en agua durante 8 horas aproximadamente.

Sofría un diente de ajo finamente picado en aceite de oliva virgen extra; añada la soja y las alubias. Agregue el caldo vegetal y deje que cueza todo a fuego bajo durante 45 minutos.

Al final de la cocción, añada el *miso* disuelto en una taza de caldo y remueva bien, sin retirar la cazuela del fuego. Salpimiente.

Sirva caliente con un chorrito de aceite crudo.

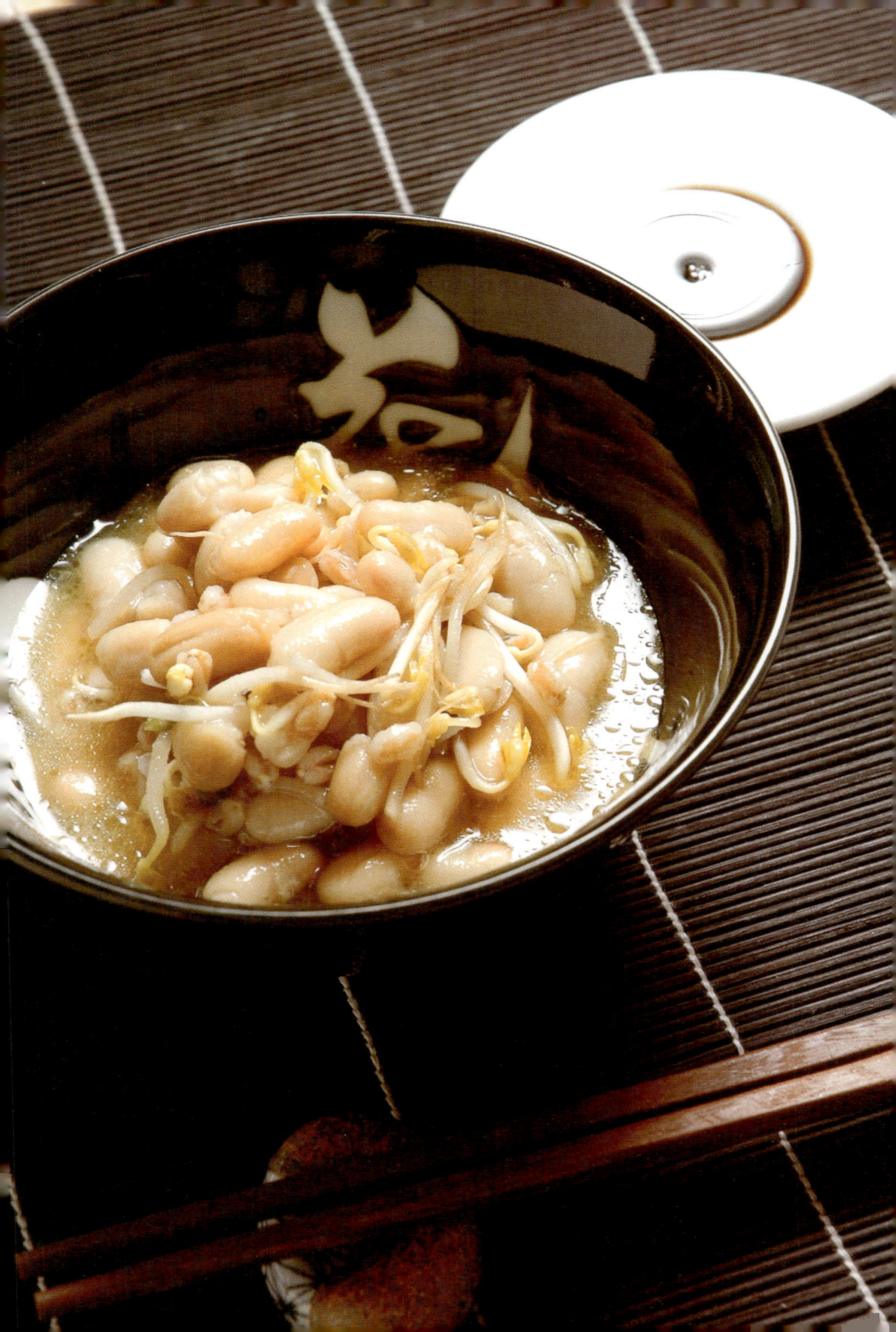

PREPARACIÓN: 20 minutos
COCCIÓN: 45 minutos
DIFICULTAD: media

Sopa de cebolla

Por cada ración
- Kcal: 286
- Proteínas: 4 g
- Lípidos: 20,5 g
- Carbohidratos: 23 g

Ingredientes para 4 personas
- 1 kg de cebollas blancas
- 1 l de caldo vegetal
- 80 ml de aceite de oliva virgen extra
- 1 zanahoria
- 1 tallo de apio
- sal y pimienta

Lave y corte la zanahoria y el apio en dados.

Corte la cebolla en rodajas.

Caliente aceite en una cazuela, e incorpore las verduras; remueva durante unos minutos.

Deje que cueza todo y, de vez en cuando, añada un cacito de caldo, hasta que lo termine.

La cocción deberá ser de aproximadamente 35-40 minutos en total, hasta la obtención de una sopa más bien líquida. Salpimiente al gusto.

Sirva caliente.

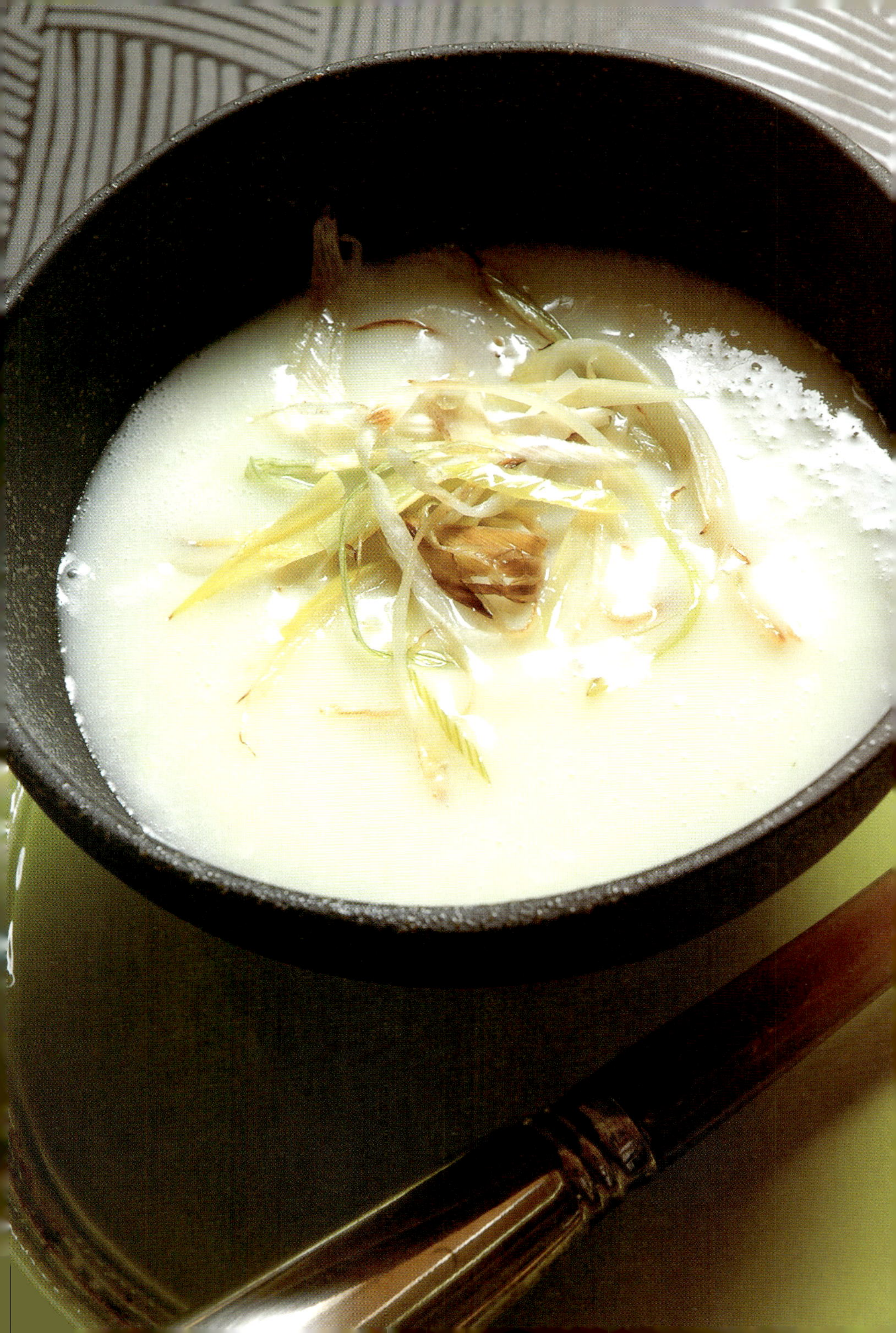

Preparación: 20 minutos
Cocción: 45 minutos
Dificultad: media

Sopa de habas y tomate

Por cada ración
- Kcal: 151
- Proteínas: 6,25 g
- Lípidos: 10,25 g
- Carbohidratos: 9,25 g

Ingredientes para 4 personas
- 400 g de habas frescas desgranadas
- 100 g de pulpa de tomate
- 40 ml de aceite de oliva virgen extra
- 1 cebolla
- 1 diente de ajo
- perejil fresco
- sal

Pique la cebolla muy fina y sofríala, junto con el ajo entero, en aceite de oliva. Agregue la pulpa de tomate.

Añada las habas y dos vasos de agua, y deje que cueza durante 30 minutos con la cazuela tapada.

Una vez finalizada la cocción, retire el diente de ajo y espolvoree perejil fresco.

Compruebe si está bien de sal antes de servir.

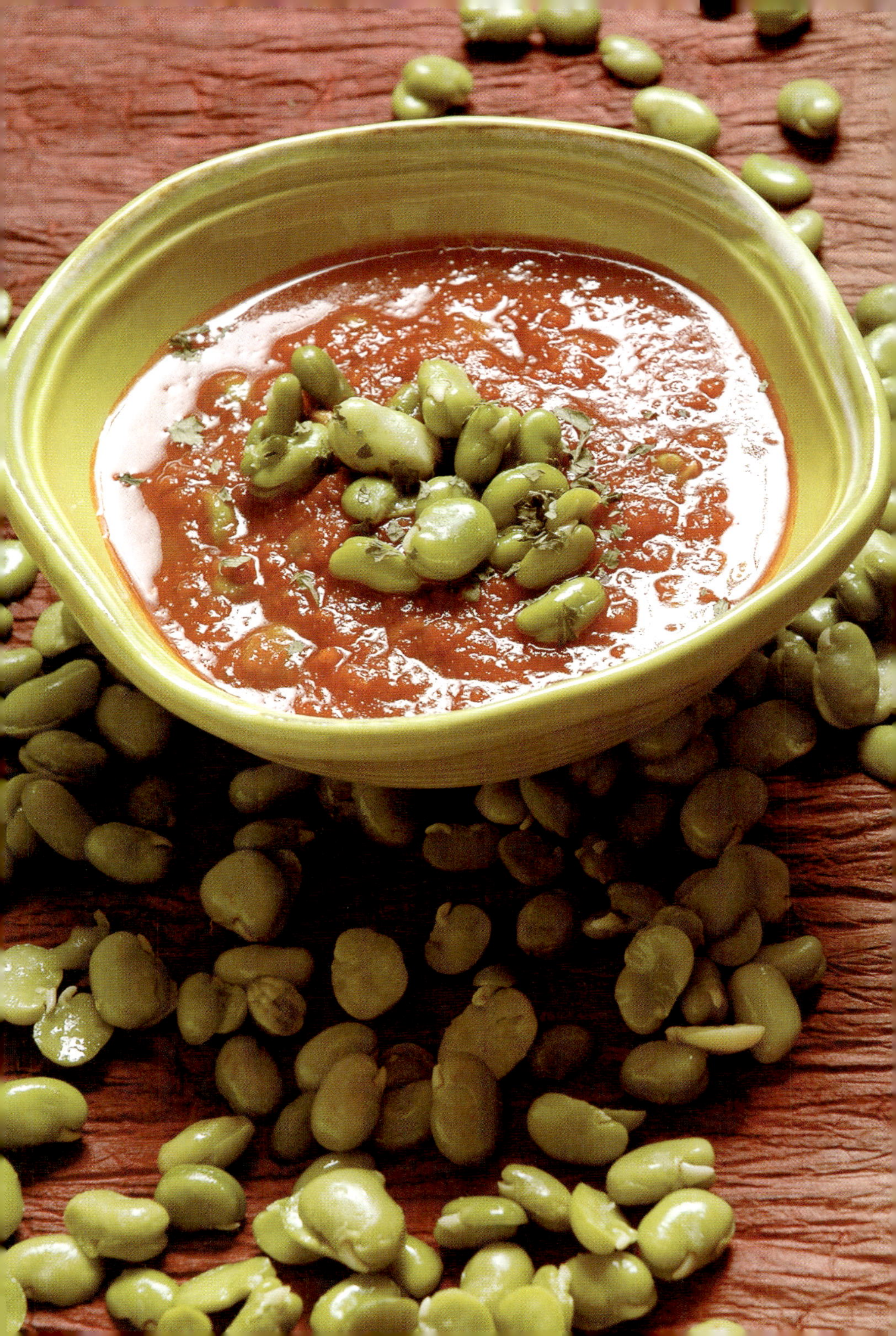

Preparación: 50 minutos + 12 horas para el remojo de las lentejas
Cocción: 40 minutos
Dificultad: media

Por cada ración
- Kcal: 404
- Proteínas: 11 g
- Lípidos: 23,5 g
- Carbohidratos: 38,75 g

Ingredientes para 4 personas
- 400 g de puerros
- 100 g de lentejas
- 250 g de patatas
- 60 ml de aceite de oliva virgen extra
- laurel
- picatostes (al gusto)
- sal

Crema de puerros y lentejas

Ponga en remojo las lentejas en agua fría durante 12 horas; a continuación, escúrralas y cuézalas durante 20 minutos aproximadamente en una cazuela con un litro de agua con sal.

Pele las patatas y córtelas en dados.

Sofría 2 o 3 hojas de laurel en aceite de oliva virgen; a continuación, agregue las patatas y deje que se hagan a fuego lento.

Corte los puerros en finas rodajas y añádalos a las patatas, junto con dos vasos de agua.

Transcurridos 10 minutos, incorpore las lentejas y deje que se vaya haciendo todo a fuego lento durante otros 10 minutos. Rectifique la sal.

Retire el laurel y bátalo todo con la batidora hasta obtener una crema homogénea.

Sirva el plato caliente, regado con un chorrito de aceite de oliva virgen y acompañado de picatostes al gusto.

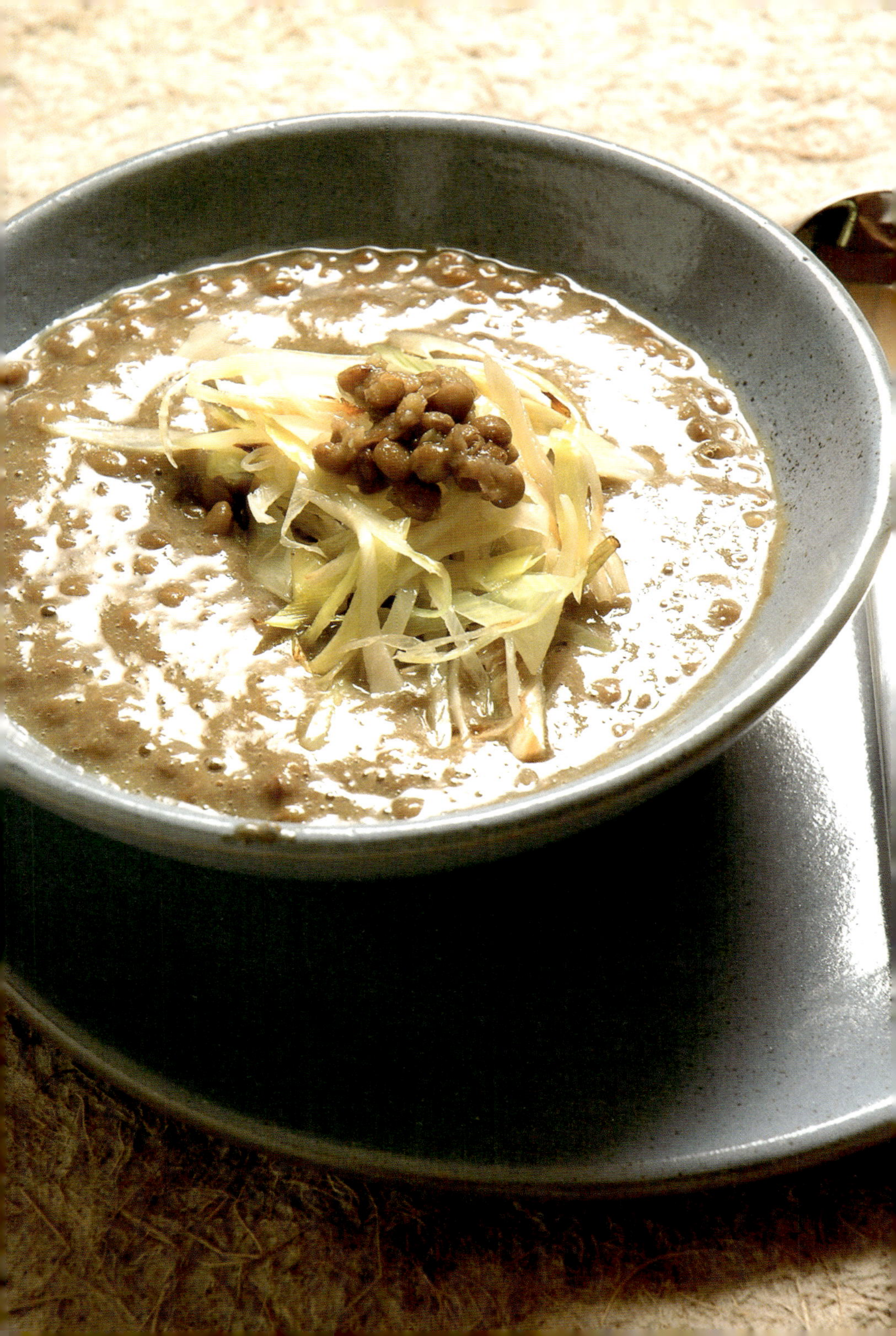

Espirales con pistachos

PREPARACIÓN: 10 minutos
COCCIÓN: 10 minutos
DIFICULTAD: baja

Por cada ración
- Kcal: 491
- Proteínas: 17 g
- Lípidos: 12 g
- Carbohidratos: 84,25 g

Ingredientes para 4 personas
- 100 g de pistachos
- 400 g de espirales
- 40 g de queso parmesano
- 3 cucharadas de nata para cocinar (20 % de materia grasa)
- caldo vegetal
- aceite de oliva virgen extra
- 1 cebolla
- sal

Corte la cebolla en finas rodajas y sofríala en aceite de oliva virgen extra.

Triture los pistachos con el robot de cocina, e incorpórelos al sofrito. Añada un cazo de caldo vegetal y deje que se evapore, unos 5 minutos a fuego lento. Agregue la nata y manténgalo en el fuego durante unos minutos más. Sale.

Cueza la pasta en abundante agua con sal y, una vez terminada la cocción, condimente con la crema de pistachos. Espolvoree queso parmesano en la cantidad que desee.

Lacitos primavera

PREPARACIÓN: 10 minutos
COCCIÓN: 10 minutos
DIFICULTAD: baja

Por cada ración
- Kcal: 503
- Proteínas: 12,25 g
- Lípidos: 17,25 g
- Carbohidratos: 79,75 g

Ingredientes para 4 personas
- 320 g de lacitos
- 80 g de aceitunas negras sin hueso
- 50 g de queso curado
- 250 g de tomate triturado
- 40 ml de aceite de oliva virgen extra
- 1 cebolla
- 1 pimiento verde
- sal

Sofría la cebolla en el aceite de oliva virgen extra, y agregue las aceitunas negras sin hueso y el pimiento entero. Incorpore el tomate triturado y una pizca de sal. Deje que se fría todo a fuego lento.

Cueza la pasta en abundante agua con sal.

Una vez cocida la pasta, saltéela durante unos minutos en la salsa que ha realizado.

Disponga la pasta en los platos y espolvoree queso rallado.

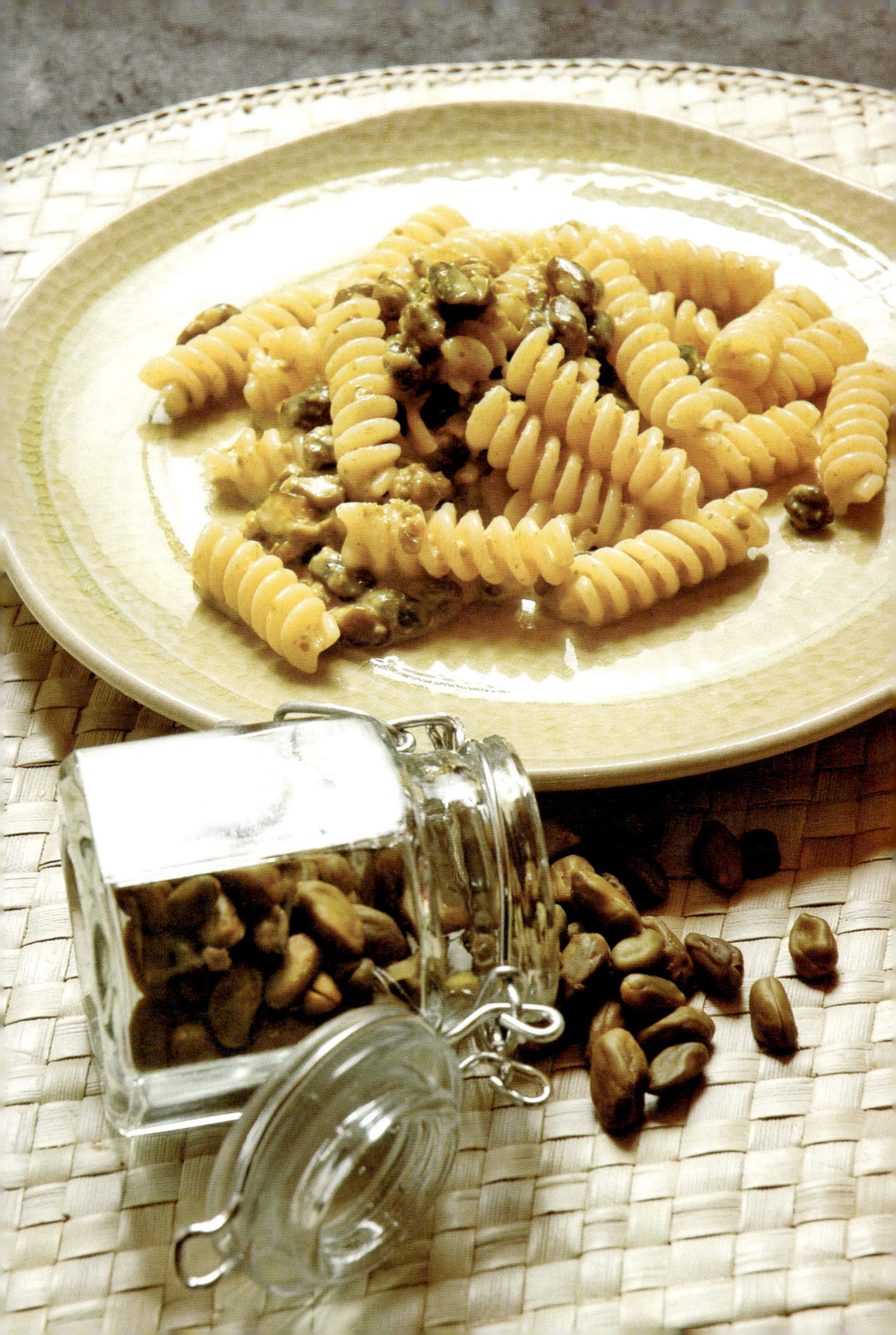

Tallarines orientales

PREPARACIÓN: 20 minutos
COCCIÓN: 10 minutos
DIFICULTAD: media

Por cada ración
- Kcal: 430
- Proteínas: 17 g
- Lípidos: 2,5 g
- Carbohidratos: 90,75 g

Ingredientes para 4 personas
- 400 g de tallarines al huevo
- 80 g de repollo
- 100 g de salsa de soja
- 2 puerros
- 2 zanahorias
- 1 bote de brotes de soja
- sal

Cueza los tallarines en agua con sal hasta que estén al dente.

Corte el puerro y el repollo en rodajas. Ralle la zanahoria. Escurra los brotes de soja.

Caliente un poco de salsa de soja (aproximadamente la mitad) en una sartén antiadherente, y luego añada las verduras; saltéelas a fuego vivo durante 5 minutos.

Añada los tallarines y la salsa de soja restante. Manténgalo todo en el fuego, sin dejar de remover, hasta que se reduzca la salsa de soja.

Pasta fresca estival

PREPARACIÓN: 20 minutos
COCCIÓN: 10 minutos
DIFICULTAD: media

Por cada ración
- Kcal: 677
- Proteínas: 22,5 g
- Lípidos: 28,5 g
- Carbohidratos: 88 g

Ingredientes para 4 personas
- 400 g de pasta (tipo lacitos)
- 200 g de tomates cherry
- 200 g de mozzarella en dados
- 80 ml de aceite de oliva virgen extra
- 2 calabacines
- 4 hojas de albahaca fresca
- sal

Cueza la pasta y déjela que se enfríe.

Lave los tomates, córtelos por la mitad y dispóngalos en un cuenco.

Añada los dados de *mozzarella*, bien escurridos, y condimente con el aceite de oliva virgen, la sal y la albahaca picada gruesa.

Corte los calabacines en rodajas y sofríalos con un hilo de aceite en una sartén antiadherente.

Condimente la pasta, ya fría, con los calabacines y la preparación anterior.

Mézclelo todo bien, añada un poco de aceite si fuera necesario, y sirva a temperatura ambiente.

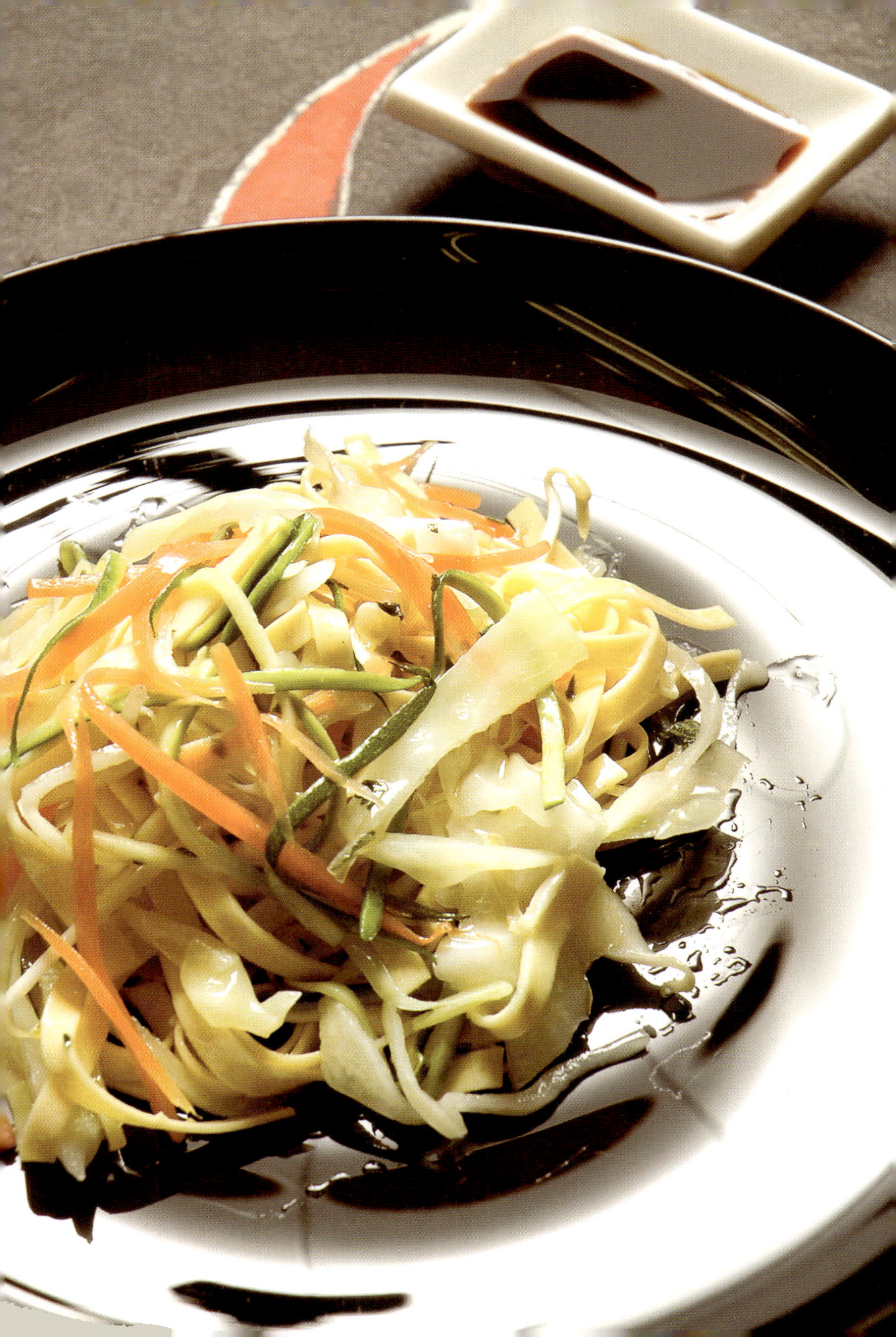

Preparación: 20 minutos
Cocción: 30 minutos
Dificultad: media

Macarrones con crema de espárragos

Por cada ración
- Kcal: 506
- Proteínas: 11,25 g
- Lípidos: 20,25 g
- Carbohidratos: 74,25 g

Ingredientes para 4 personas
- 350 g de macarrones
- 250 g de espárragos
- 80 ml de aceite de oliva virgen extra
- 1 diente de ajo
- sal

Lave y cueza al vapor los espárragos durante 20 minutos aproximadamente; a continuación, córtelos en trozos gruesos.

En una sartén, sofría el diente de ajo en aceite de oliva virgen extra; luego, añada los espárragos y un vaso de agua y deje que cueza durante unos 5 minutos. Sazone.

Espere a que se enfríen los espárragos y bátalos en la batidora junto con el líquido de cocción. Ponga la crema obtenida en una sartén y caliéntela.

Cueza la pasta y condiméntela con la salsa de espárragos; remueva durante unos minutos. Añada un chorrito de aceite de oliva antes de servir.

Preparación: 50 minutos
Cocción: 40 minutos
Dificultad: media

Trofie al *pesto* con habas frescas

Por cada ración
- Kcal: 784
- Proteínas: 28 g
- Lípidos: 46,25 g
- Carbohidratos: 65,75 g

Ingredientes para 4 personas
- 400 g de *trofie* frescos
- 250 g de habas frescas (desgranadas) o congeladas
- 100 g de albahaca
- 80 g de piñones
- 80 g de parmesano o queso manchego
- 50 ml de nata para cocinar (20 % de materia grasa) o 50 g de requesón
- 40 ml de aceite de oliva virgen extra
- 2 dientes de ajo
- sal

Prepare el *pesto*: lave y escurra la albahaca y póngala en la batidora junto con los piñones, el ajo, el parmesano en trocitos y la nata (o, si prefiere, el requesón).

Tritúrelo todo bien hasta obtener una crema, pero no demasiado espesa.

Unte una sartén con aceite y disponga el *pesto*.

Cueza las habas en agua con un poco de sal durante 7 minutos aproximadamente. Escúrralas y agréguelas al *pesto*. Apague el fuego y mézclelo todo bien.

Cueza la pasta en agua con sal, escúrrala y agréguela al condimento de la sartén. Saltee todo a fuego vivo durante 3 o 4 minutos sin dejar de remover.

Retire del fuego y sirva caliente.

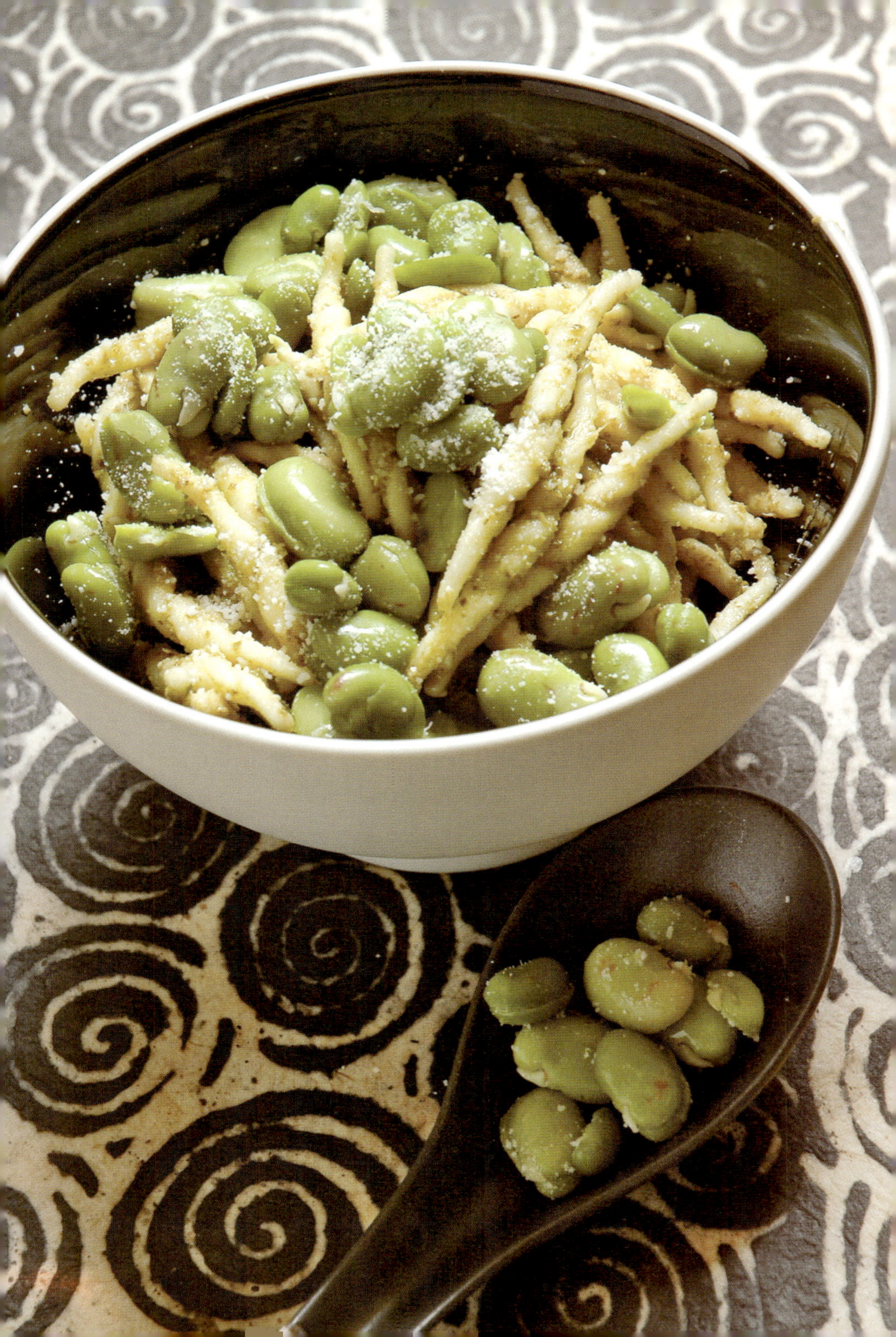

PREPARACIÓN: 1 hora
COCCIÓN: 30 minutos
DIFICULTAD: media

Pasta con verduras asadas

Por cada ración

- Kcal: 516
- Proteínas: 13 g
- Lípidos: 15,5 g
- Carbohidratos: 86,75 g

Ingredientes para 4 personas

- 400 g de pasta corta (tipo espirales o lacitos)
- 150 g de tomatitos cherry
- 2 calabacines gruesos
- 1 berenjena grande
- 1 ramito de perejil (50 g aproximadamente)
- 2 dientes de ajo
- aceite de oliva virgen extra
- sal

Corte la berenjena y los calabacines en rodajas finas y en sentido longitudinal; luego, áselos.

Triture el perejil y corte en tiras las verduras asadas.

Prepare el marinado con seis cucharadas de aceite de oliva virgen, los dientes de ajo enteros y el perejil.

Corte por la mitad los tomatitos y póngalos a marinar junto con las verduras.

Mézclelo todo y déjelo reposar aproximadamente durante 1 hora.

Cueza la pasta al dente, escúrrala y añádala a las verduras.

Remueva y espere a que se enfríe, unos 30 minutos como mínimo.

Retire los dientes de ajo antes de servir.

Para obtener un plato fresco y único se puede añadir a las verduras un poco de mozzarella de búfala; procure salarla ligeramente y cortarla para que pierda buena parte del agua, y así evitará que diluya el condimento.

PREPARACIÓN: 30 minutos
COCCIÓN: 10 minutos
DIFICULTAD: media

Tallarines al *pesto* tricolor

Por cada ración
- Kcal: 787
- Proteínas: 28,25 g
- Lípidos: 38 g
- Carbohidratos: 88,25 g

Ingredientes para 4 personas
- 400 g de tallarines
- 150 g de albahaca
- 150 g de judías verdes
- 150 g de tomates secos
- 120 g de piñones
- 150 g de requesón
- 50 g de parmesano o queso manchego
- aceite de oliva virgen extra
- 2 dientes de ajo
- sal

Prepare el *pesto*: lave y escurra la albahaca y tritúrela en la batidora junto con los piñones, el ajo, dos o tres cucharadas de aceite y el parmesano o el queso manchego troceado.

Unte una sartén con una cucharada de aceite, y vierta el *pesto*.

Triture los tomates secos en la batidora con dos cucharadas de aceite, pero sólo durante unos segundos, para que queden un poco consistentes. Póngalos en la sartén junto con el *pesto*.

Cueza la pasta en agua con sal junto con las judías verdes, previamente lavadas y sin las puntas.

Mientras tanto, caliente a fuego bajo el *pesto* e incorpore el requesón.

Como esta mezcla resultará bastante espesa, puede utilizar dos o tres cucharadas del agua de la cocción de la pasta para diluir un poco la salsa.

Escurra la pasta y las judías verdes cuando estén en su punto, llévelas a la sartén de la salsa y remuévalo todo bien.

Caliente a fuego medio unos minutos antes de servir.

PREPARACIÓN: 30 minutos
COCCIÓN: 10 minutos
DIFICULTAD: media

Ñoquis de rúcula con tomatitos

Por cada ración
- Kcal: 360
- Proteínas: 5,25 g
- Lípidos: 21,25 g
- Carbohidratos: 39,25 g

Ingredientes para 4 personas
- 500 g de patatas
- 100 g de harina
- 100 g de rúcula
- 200 g de tomates cherry
- 80 ml de aceite de oliva virgen extra
- 1 cebolla
- albahaca fresca
- sal

Cueza las patatas y, una vez frías, pélelas.

Lave y pique la rúcula con un robot de cocina.

Mezcle las patatas y la rúcula con la harina, un chorrito de aceite y sal. Amase bien. Corte la mezcla en pequeños ñoquis del tamaño de una avellana.

Cueza los ñoquis en agua con sal y un poco de aceite de oliva, para que no se peguen. Escúrralos cuando suban a la superficie.

Lave y corte por la mitad los tomatitos y, a continuación, saltéelos en una sartén con aceite de oliva virgen extra y la cebolla finamente picada. Sazone y añada unas hojas de albahaca fresca.

Condimente los ñoquis con los tomatitos y sirva caliente.

El tomate es un alimento verdaderamente completo: contiene carbohidratos, proteínas, vitaminas (A, B_2, B_6, C, K) y sales minerales (potasio, sodio, magnesio, calcio, hierro, cobre, fósforo, azufre y cloro).
Tiene propiedades refrescantes y antitumorales.

Preparación: 20 minutos
Cocción: 50 minutos
Dificultad: media

Risotto con calabaza y queso *fontina*

Por cada ración
- Kcal: 483
- Proteínas: 18 g
- Lípidos: 10 g
- Carbohidratos: 85,25 g

Ingredientes para 4 personas
- 400 g de calabaza
- 350 g de arroz
- 100 g de queso *fontina*
- 40 g de parmesano rallado
- 1 l de caldo vegetal
- 1 cebolla
- aceite de oliva virgen extra
- sal

Corte la cebolla en rodajas y sofríala en aceite de oliva virgen extra.

Lave y corte la calabaza en trocitos. Incorpórela al sofrito y deje que se fría durante 30 minutos; agregue luego el caldo vegetal.

Retire la olla del fuego, y espere a que se enfríe, unos 15 minutos aproximadamente.

Triture la calabaza con la batidora; reserve el caldo. A continuación, dispóngala de nuevo en la cazuela, a fuego lento.

Incorpore el arroz, rectifique la sal y prosiga la cocción; añada el caldo vegetal poco a poco. Deje que hierva durante unos 20 minutos.

Una vez finalizada la cocción, agregue el queso *fontina* y el parmesano.

Preparación: 30 minutos
Cocción: 20 minutos
Dificultad: media

Risotto integral con nueces

Por cada ración
- Kcal: 587
- Proteínas: 11,75 g
- Lípidos: 27,25 g
- Carbohidratos: 72 g

Ingredientes para 4 personas
- 300 g de arroz integral
- 100 g de nueces peladas picadas
- 50 g de mantequilla
- 30 g de parmesano
- 1 l de caldo vegetal
- 125 ml de vino tinto
- 1 cebolla
- sal

Sofría la cebolla con la mantequilla y las nueces picadas. Añada el arroz integral, y deje que se tueste un poco. Sazone. Agregue el vino tinto y espere a que se evapore.

Vierta el caldo vegetal y deje que el arroz se cueza.

Antes de que finalice la cocción, incorpore el parmesano.

Preparación: 30 minutos
Cocción: 20 minutos
Dificultad: media

Risotto blanco y negro con espárragos

Por cada ración

- Kcal: 535
- Proteínas: 14,5 g
- Lípidos: 19,5 g
- Carbohidratos: 74,25 g

Ingredientes para 4 personas

- 350 g de arroz blanco y negro
- 250 g de espárragos frescos
- 40 g de parmesano rallado
- 800 ml de caldo vegetal
- 125 ml de vino blanco
- 100 ml de nata para cocinar (20 % de materia grasa)
- 40 ml de aceite de oliva virgen extra
- 1 puerro
- sal y pimienta blanca

Corte el puerro en rodajitas y sofríalo en aceite de oliva virgen extra. Corte en trozos gruesos los espárragos y añádalos al puerro.

Incorpore el arroz, tuéstelo durante 2-3 minutos y agregue el vino blanco; espere a que se evapore.

Añada el caldo vegetal; continúe removiendo con cuidado.

Antes de servir, agregue la nata y deje que cueza durante unos minutos más.

Sazone con sal y pimienta blanca a su gusto y espolvoree queso parmesano.

Preparación: 30 minutos
Cocción: 20 minutos
Dificultad: media

Risotto con fresas

Por cada ración

- Kcal: 463
- Proteínas: 9,5 g
- Lípidos: 14,5 g
- Carbohidratos: 72,25 g

Ingredientes para 4 personas

- 300 g de arroz
- 150 g de fresas
- 50 g de mantequilla
- 30 g de parmesano
- 1 l de caldo vegetal
- 125 ml de vino blanco
- 60 ml de nata para cocinar (20 % de materia grasa)
- 1 chalote
- sal

Sofría el chalote con la mantequilla y el arroz; remueva hasta que se tueste bien. Sale al gusto. Añada el vino blanco y espere a que se evapore. Agregue el caldo vegetal y deje que el arroz se cueza.

Lave y corte las fresas en trocitos pequeños; agréguelas al arroz cuando lleve 10 minutos cociendo.

Incorpore la nata, espolvoree la cantidad que desee de parmesano y sirva.

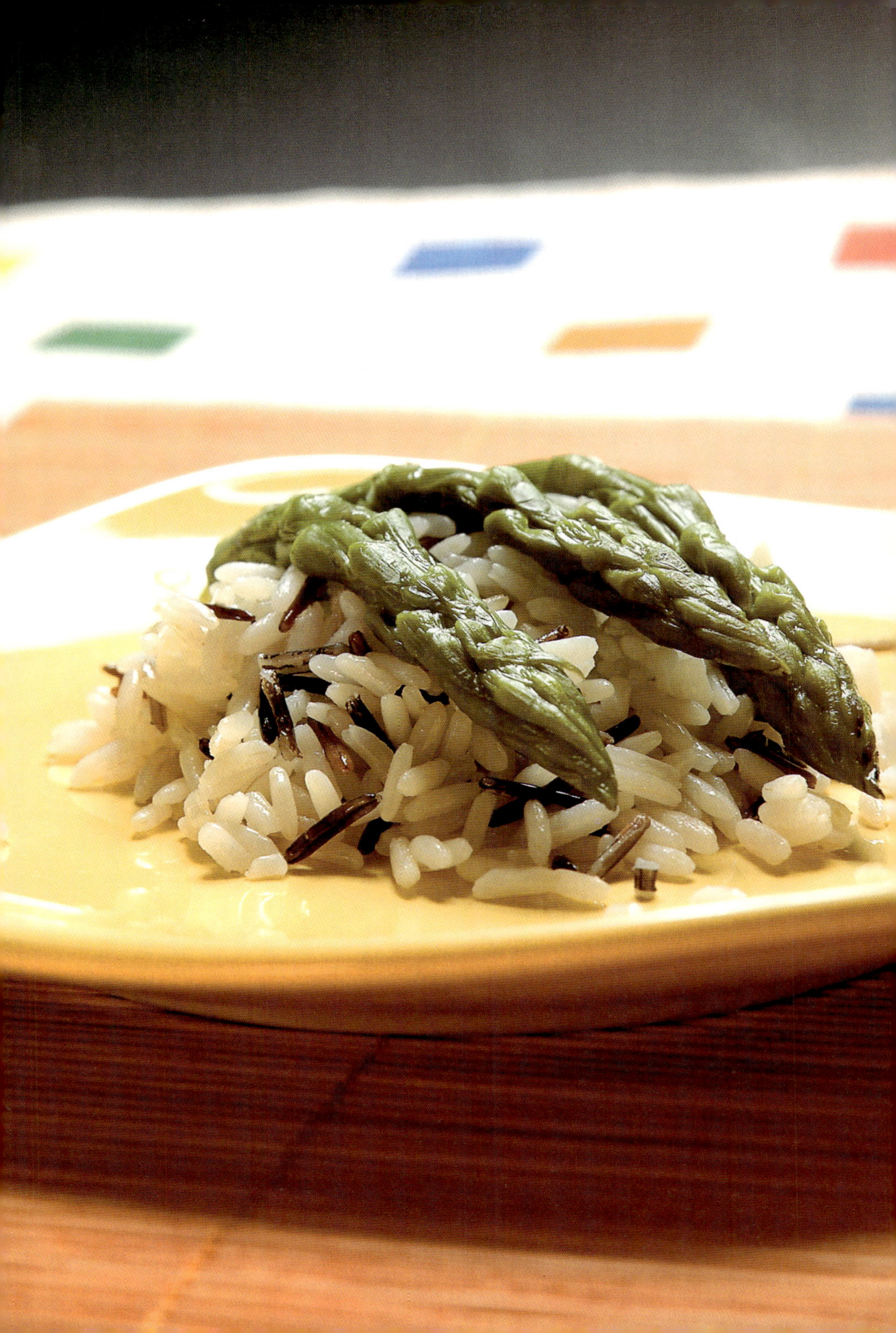

Preparación: 30 minutos
Cocción: 45 minutos
Dificultad: media

Ñoquis con queso

Por cada ración
- Kcal: 868
- Proteínas: 34,25 g
- Lípidos: 36 g
- Carbohidratos: 108,25 g

Ingredientes para 4 personas

Para los ñoquis de patata
- 1 kg de patatas
- 300 g de harina
- 1 huevo
- 40 ml de aceite de oliva virgen extra
- sal

Para la salsa de queso
- 100 g de gorgonzola
- 80 g de queso fontina
- 80 g de queso manchego tierno
- 50 g de parmesano
- pan rallado
- pimienta

Lave y cueza las patatas. Una vez frías, pélelas y páselas por el pasapurés.

Tamice la harina y dispóngala en forma de volcán; coloque en el centro las patatas, el huevo entero, el aceite y sal. Amáselo todo hasta que esté bien homogéneo, pero procure no manipularlo durante mucho tiempo.

Corte la pasta obtenida en trozos gruesos, y amáselos dándoles la forma de largos cilindros. Córtelos en cuadraditos y pase los ñoquis por las púas de un tenedor.

Prepare la salsa para el condimento: funda todos los quesos al baño María.

Cueza los ñoquis en agua hirviendo con sal y escúrralos en cuanto suban a la superficie.

Condiméntelos con la salsa en una sartén antiadherente.

Espolvoree queso parmesano, pimienta y dos cucharadas de pan rallado.

Gratine en el horno durante 10 minutos.

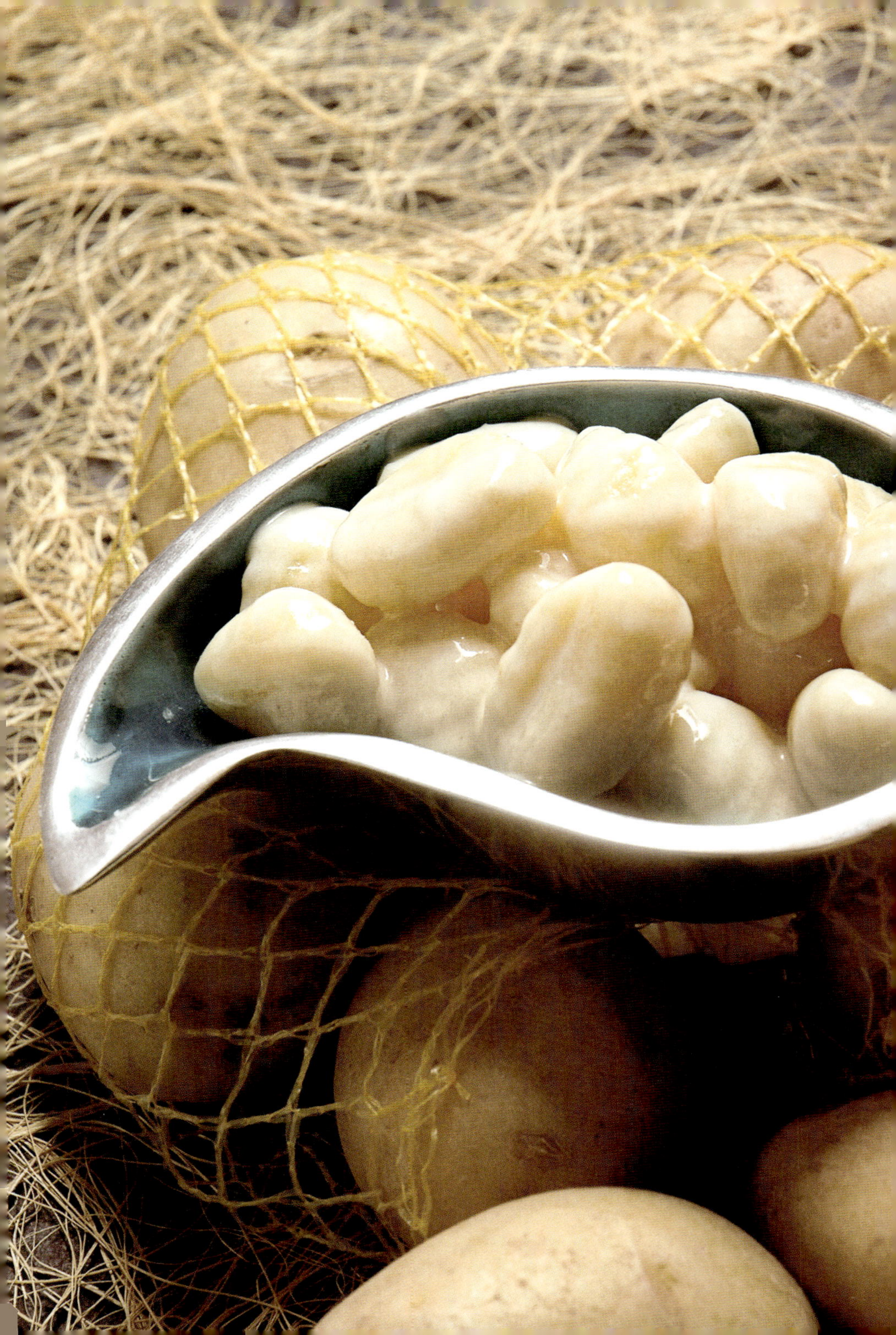

PREPARACIÓN: 40 minutos
COCCIÓN: 25 minutos
DIFICULTAD: alta

Raviolis de calabacín con salsa de nueces

Por cada ración
- Kcal: 705
- Proteínas: 22,5 g
- Lípidos: 45 g
- Carbohidratos: 55,75 g

Ingredientes para 4 personas

Para la pasta
- 250 g de harina
- 40 ml de aceite de oliva virgen extra
- 2 huevos
- sal

Para el relleno
- 8 calabacines
- 30 g de parmesano
- 40 ml de aceite de oliva virgen extra
- sal

Para el condimento
- 80 g de nueces peladas
- 30 g de mantequilla
- 20 g de parmesano rallado
- 1 chalote

Prepare la masa: disponga la harina sobre una superficie plana; a continuación, añada el huevo, la sal y un chorrito de aceite de oliva. Amase rápidamente hasta obtener un compuesto sólido y homogéneo.

Lave, pele y corte en trozos gruesos los calabacines. Cuézalos al vapor durante 15 minutos.

Triture los calabacines con la batidora y agregue el queso parmesano, sal y un chorrito de aceite de oliva. Bata hasta obtener una crema densa y homogénea.

Extienda la masa. Distribuya la crema y doble la masa por la mitad. Con un molde o una tacita, corte algunos raviolis con forma de media luna. Presione los bordes de los raviolis para que no se salga el relleno.

Cueza los raviolis en abundante agua con sal; escúrralos.

Triture las nueces peladas.

En una sartén honda, sofría el chalote con la mantequilla y las nueces. Incorpore los raviolis y el parmesano; continúe removiendo a fuego lento durante unos minutos más antes de servir.

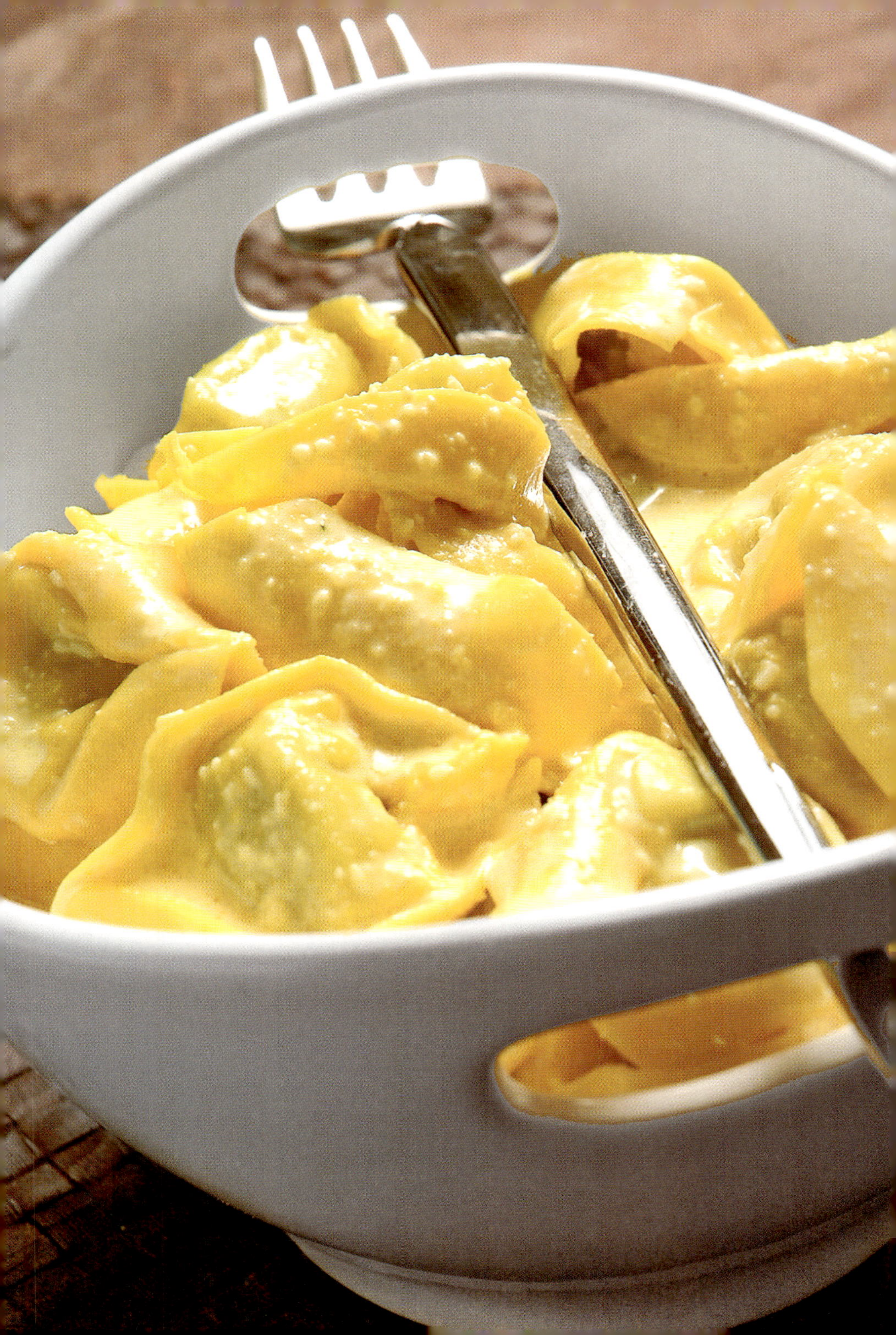

Preparación: 10 minutos
Cocción: 10 minutos
Dificultad: baja

Tortellini con nata, azafrán y queso

Por cada ración
- Kcal: 587
- Proteínas: 0,25 g
- Lípidos: 33,5 g
- Carbohidratos: 45 g

Ingredientes para 4 personas
- 500 g de *tortellini* de espinacas
- 200 ml de nata para cocinar (20 % de materia grasa)
- 150 g de queso de tetilla
- 15 g de mantequilla
- 1 sobrecito de azafrán
- 50 g de parmesano
- sal

Corte en dados el queso de tetilla. Derrita una nuez de mantequilla junto con el azafrán. Agregue la nata y el queso de tetilla. Bata con un batidor de varillas hasta obtener una crema homogénea.

Cueza los *tortellini* en abundante agua con sal, escúrralos y condiméntelos.

Espolvoree queso parmesano y sirva caliente.

Preparación: 50 minutos
Cocción: 30 minutos
Dificultad: media

Lasaña al *pesto*

Por cada ración
- Kcal: 808
- Proteínas: 40,5 g
- Lípidos: 51,75 g
- Carbohidratos: 48,5 g

Ingredientes para 4 personas
- 180 g de pasta al huevo
- 50 g de albahaca
- 500 ml de besamel
- 150 g de parmesano
- 150 g de queso manchego
- 100 g de queso tipo Burgos
- 20 g de piñones
- 40 ml de aceite de oliva virgen extra
- sal

Cueza las láminas de pasta al huevo en agua hirviendo; luego, déjelas enfriar.

Triture la albahaca en la batidora junto con el parmesano, el queso manchego, los piñones y un poco de aceite.

Mezcle el *pesto* con el queso tipo Burgos y la besamel hasta obtener un compuesto homogéneo.

Unte con mantequilla una fuente para el horno. Disponga una capa de pasta al huevo y otra de *pesto*; prosiga así hasta que termine los ingredientes.

Hornee durante 20 minutos a 180 °C.

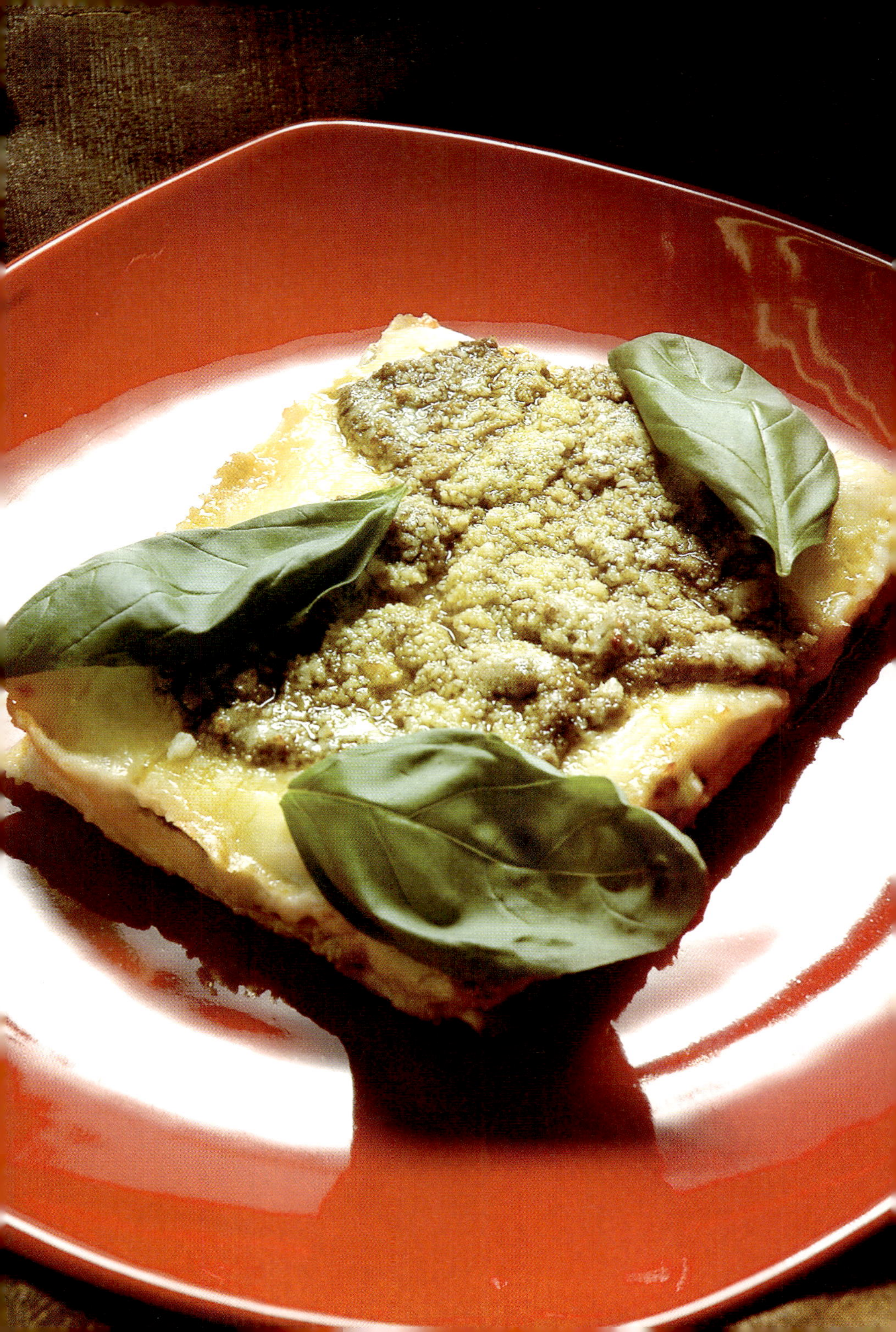

Preparación: 50 minutos
Cocción: 30 minutos
Dificultad: media

Lasaña vegetariana

Por cada ración
- Kcal: 598
- Proteínas: 28,5 g
- Lípidos: 28,5 g
- Carbohidratos: 61 g

Ingredientes para 4 personas
- 180 g de pasta al huevo
- 150 g de parmesano
- 100 g de judías verdes
- 100 g de guisantes
- 500 ml de besamel
- 20 ml de aceite de oliva virgen extra
- 2 zanahorias
- 2 calabacines
- 1 diente de ajo
- sal y pimienta

Cueza las judías verdes. Lave y corte en juliana las zanahorias y los calabacines.

En una sartén, sofría un diente de ajo y saltee las zanahorias durante unos minutos; agregue los calabacines y los guisantes y, finalmente, cuando hayan transcurrido unos minutos, las judías verdes. Salpimiente. A continuación, deje que se fría todo durante 5 minutos aproximadamente.

Cueza las láminas de pasta en agua hirviendo con sal.

Unte con mantequilla una fuente para el horno y cúbrala con unas cucharadas de besamel. Disponga una capa de pasta al huevo, otra de verduras, unas cucharadas de besamel y un poco de parmesano. Proceda de esta forma hasta que se terminen los ingredientes.

Hornee durante 20 minutos a 180 °C.

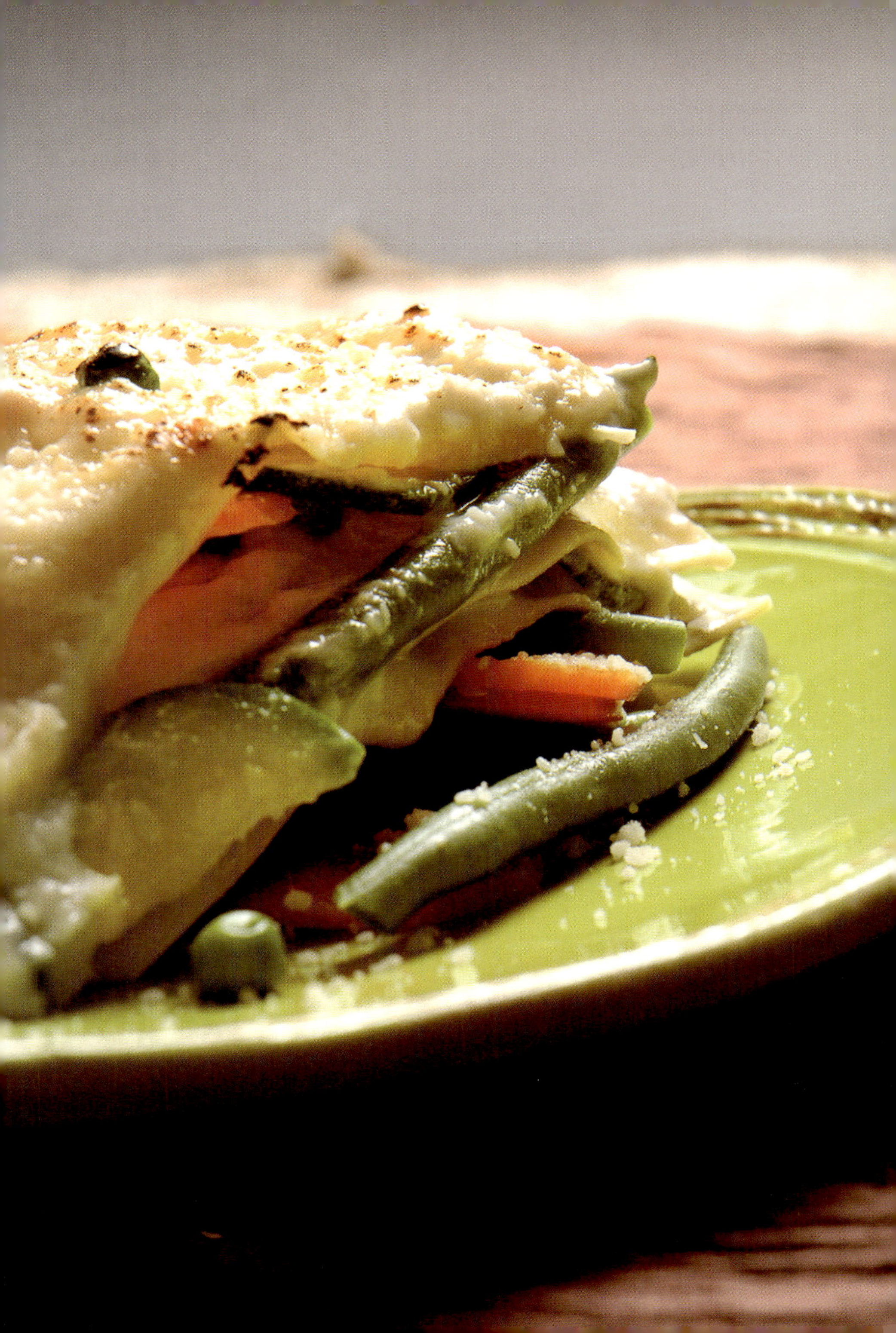

PREPARACIÓN: 40 minutos
COCCIÓN: 40 minutos
DIFICULTAD: alta

Paella vegetariana

Por cada ración
- Kcal: 533
- Proteínas: 11,25 g
- Lípidos: 21 g
- Carbohidratos: 79,75 g

Ingredientes para 4 personas
- 300 g de arroz
- 200 g de judías verdes
- 200 g de guisantes
- 1 l de caldo vegetal
- 150 ml de tomate triturado
- 80 ml de aceite de oliva virgen extra
- 1 pimiento rojo
- 1 pimiento amarillo
- 1 cebolla
- 1 limón
- azafrán
- pimentón
- sal

Lave las judías verdes y quíteles las puntas; a continuación, saltéelas en una sartén con cuatro cucharadas de aceite de oliva virgen extra.

Incorpore los guisantes y continúe la cocción a fuego medio; añada un poco de agua si es necesario. Cuando se haya pochado todo, retire la sartén del fuego.

Corte la cebolla en láminas finas y sofríala en la misma sartén con dos cucharadas de aceite.

Lave y corte en finas tiras los pimientos e incorpórelos a la sartén para que se hagan durante 5 minutos a fuego medio.

Agregue la salsa de tomate y el arroz; deje la sartén a fuego vivo otros 5 minutos para que el arroz coja sabor. Sazone.

Lleve las verduras y el arroz junto con la cebolla y los pimientos a una paellera ligeramente untada de aceite. Añada un sobrecito de azafrán, pimentón y el jugo de un limón.

Cubra abundantemente con el caldo, remueva bien y lleve a ebullición.

Baje el fuego y, ahora ya sin remover, deje que cueza lentamente el tiempo necesario para que se haga el arroz.

Una vez finalizada la cocción, suba el fuego hasta que se haga una costra fina en el fondo de la paellera.

Apague el fuego, deje que repose unos minutos y sirva caliente.

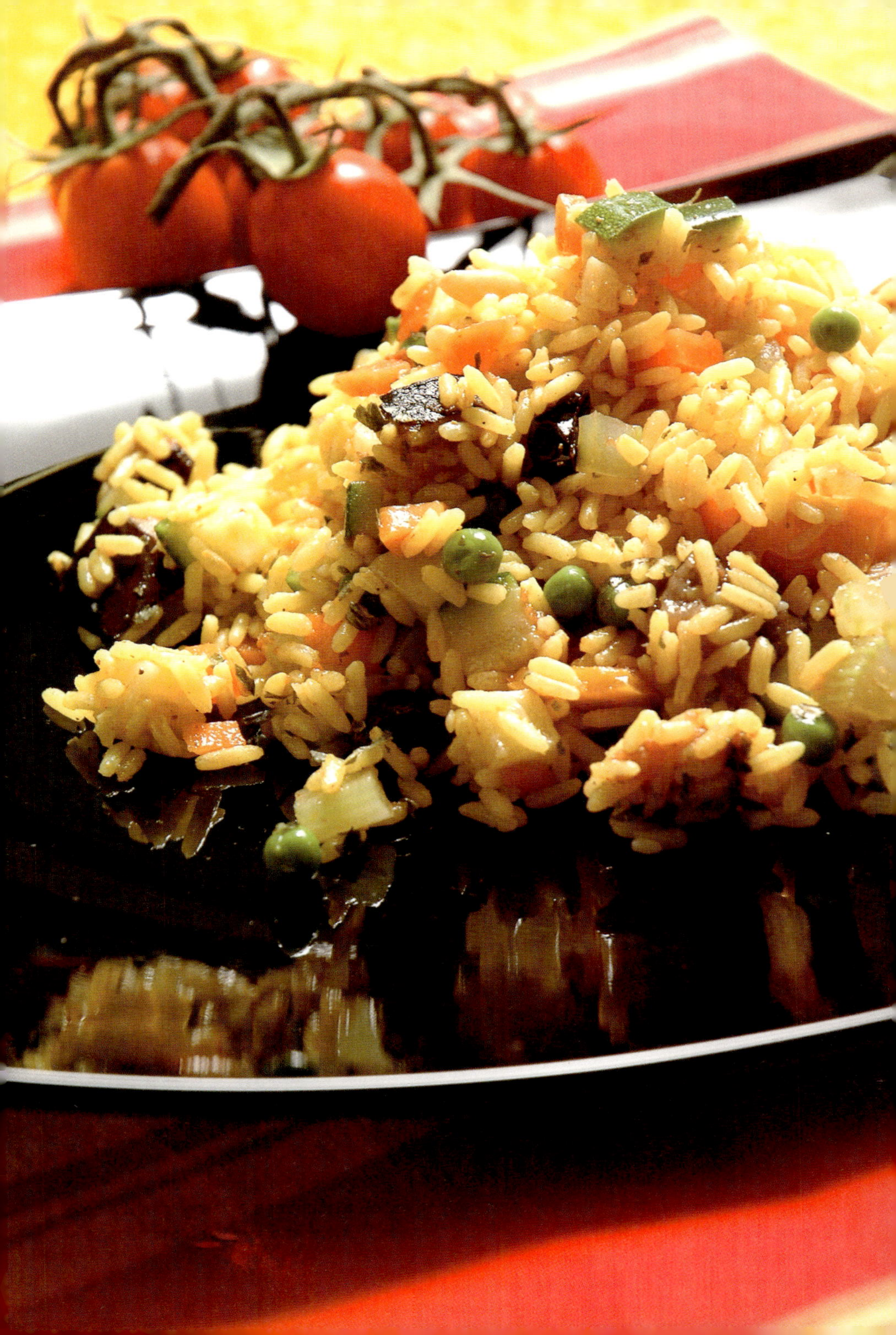

PREPARACIÓN: 30 minutos
COCCIÓN: 30 minutos
DIFICULTAD: alta

Crepes de queso con setas

Por cada ración
- Kcal: 661
- Proteínas: 23 g
- Lípidos: 47,75 g
- Carbohidratos: 31,5 g

Ingredientes para 4 personas

Para los crepes de queso
- 80 g de harina
- 40 g de parmesano
- 15 g de mantequilla
- 200 ml de leche semidesnatada
- 2 huevos
- sal

Para el relleno
- 250 g de setas frescas
- 50 g de parmesano
- 500 ml de besamel
- 125 ml de vino blanco
- 80 ml de aceite de oliva virgen extra
- perejil
- ajo
- sal y pimienta

Tamice la harina y elimine posibles grumos; dispóngala en un bol y añada los huevos. Bata bien con un batidor de varillas.

Incorpore poco a poco la leche, la sal y el queso parmesano hasta obtener una pasta.

Derrita una pequeña nuez de mantequilla en una sartén antiadherente.

Añada un par de cucharadas de la pasta; procure que se adhiera perfectamente a toda la base de la sartén.

De esta manera realice unas ocho crepes del mismo tamaño.

Prepare el relleno. Lave muy bien las setas y quíteles la base con la tierra y las raíces. Córtelas en láminas en sentido longitudinal. Pique finamente el ajo y sofríalo en aceite de oliva virgen extra. Incorpore las setas, abundante perejil y un vasito de vino blanco. Rectifique la sal y la pimienta. Deje que se haga a fuego lento durante 10 minutos; añada un poco de agua si las setas se secan demasiado durante la cocción.

Cubra las crepes con dos cucharadas de setas y una de besamel. Enróllelas y dispóngalas en una bandeja recubierta de papel parafinado para horno. Cubra las crepes con abundante besamel y un poco de parmesano. Gratínelas en el horno a 200 °C durante 15 minutos.

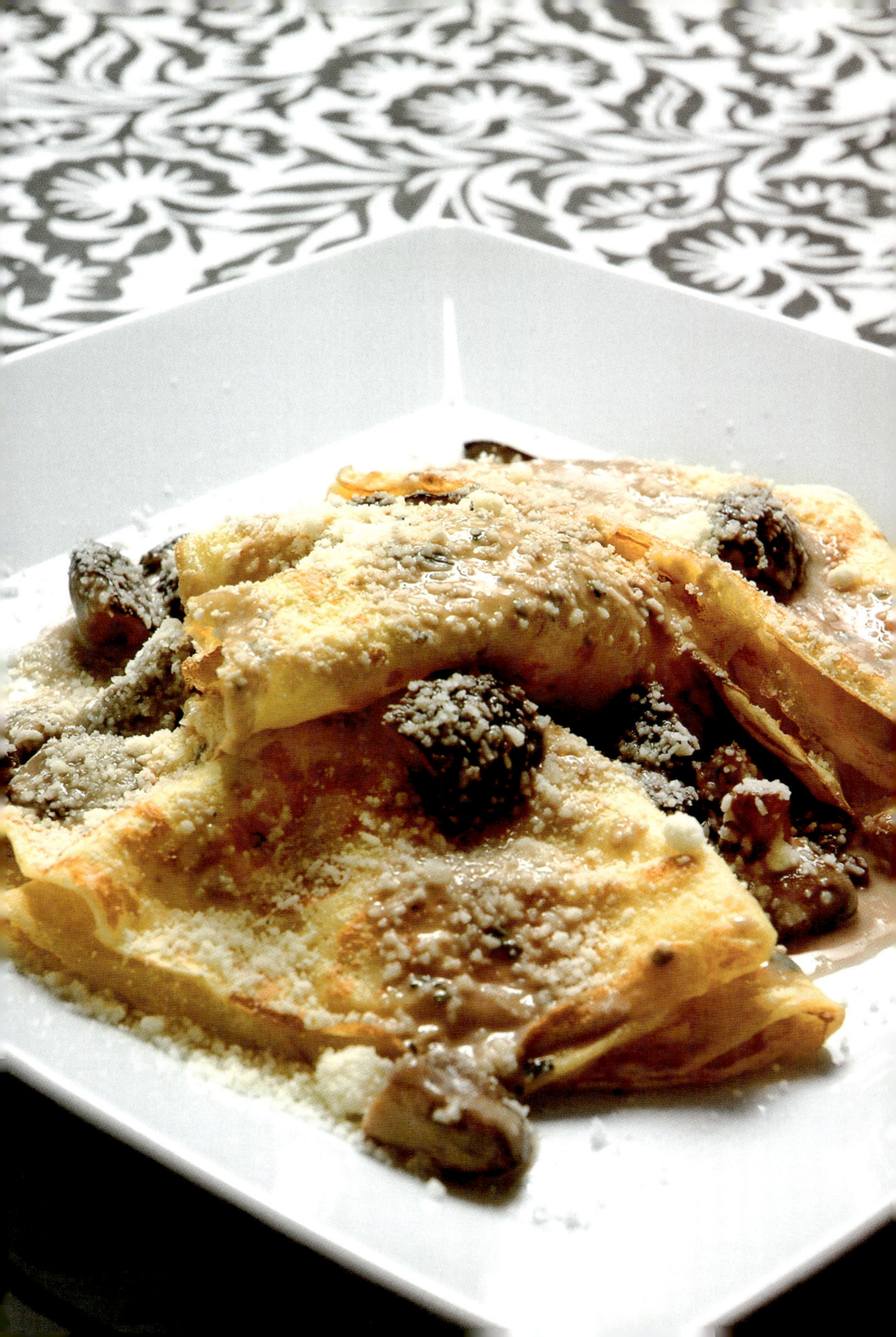

Pasta a la Norma

PREPARACIÓN: 15 minutos
COCCIÓN: 1 hora
DIFICULTAD: media

Por cada ración
- Kcal: 594
- Proteínas: 14,25 g
- Lípidos: 24 g
- Carbohidratos: 84,75 g

Ingredientes para 4 personas
- 350 g de macarrones
- 100 g de queso curado
- 500 g de salsa de tomate
- 80 ml de aceite de oliva virgen extra
- 2 berenjenas
- 2 dientes de ajo
- 1 cebolla
- albahaca
- sal

Lave y corte en rodajas las berenjenas. Colóqueles un peso encima y deje que escurran durante 1 hora para que pierdan el exceso de agua.

Sofría en el aceite de oliva virgen extra los dientes de ajo y la cebolla cortada en láminas; a continuación, añada la salsa de tomate y déjela en el fuego durante 50 minutos aproximadamente.

Enjuague las berenjenas y fríalas. Reserve cuatro rodajas enteras y corte las demás en tiras. Cueza la pasta y pásela por la sartén donde ha frito las berenjenas. Añada la salsa de tomate y las tiras de berenjena.

Prepare los platos con la pasta, espolvoree queso rallado y adorne con las rodajas de berenjena reservadas y la albahaca.

Hinojos perfumados al horno

PREPARACIÓN: 10 minutos
COCCIÓN: 20 minutos
DIFICULTAD: baja

Por cada ración
- Kcal: 164
- Proteínas: 3,75 g
- Lípidos: 12,75 g
- Carbohidratos: 8,75 g

Ingredientes para 4 personas
- 4 hinojos
- 12 tomates cherry
- 40 g de aceitunas mixtas (negras y verdes)
- 40 ml de aceite de oliva virgen extra
- 2 cucharadas de pan rallado
- orégano
- sal y pimienta

Lave y corte los hinojos en cuatro trozos. Cuézalos al vapor durante 10 minutos.

Lave y corte los tomates en trocitos. Pique las aceitunas.

Unte una bandeja para el horno con aceite de oliva virgen extra. Disponga los hinojos escurridos, los tomatitos, las aceitunas, el orégano, sal, pimienta y un poco más de aceite.

Cúbralo todo con pan rallado y hornee durante unos 10 minutos.

Saque del horno y sirva.

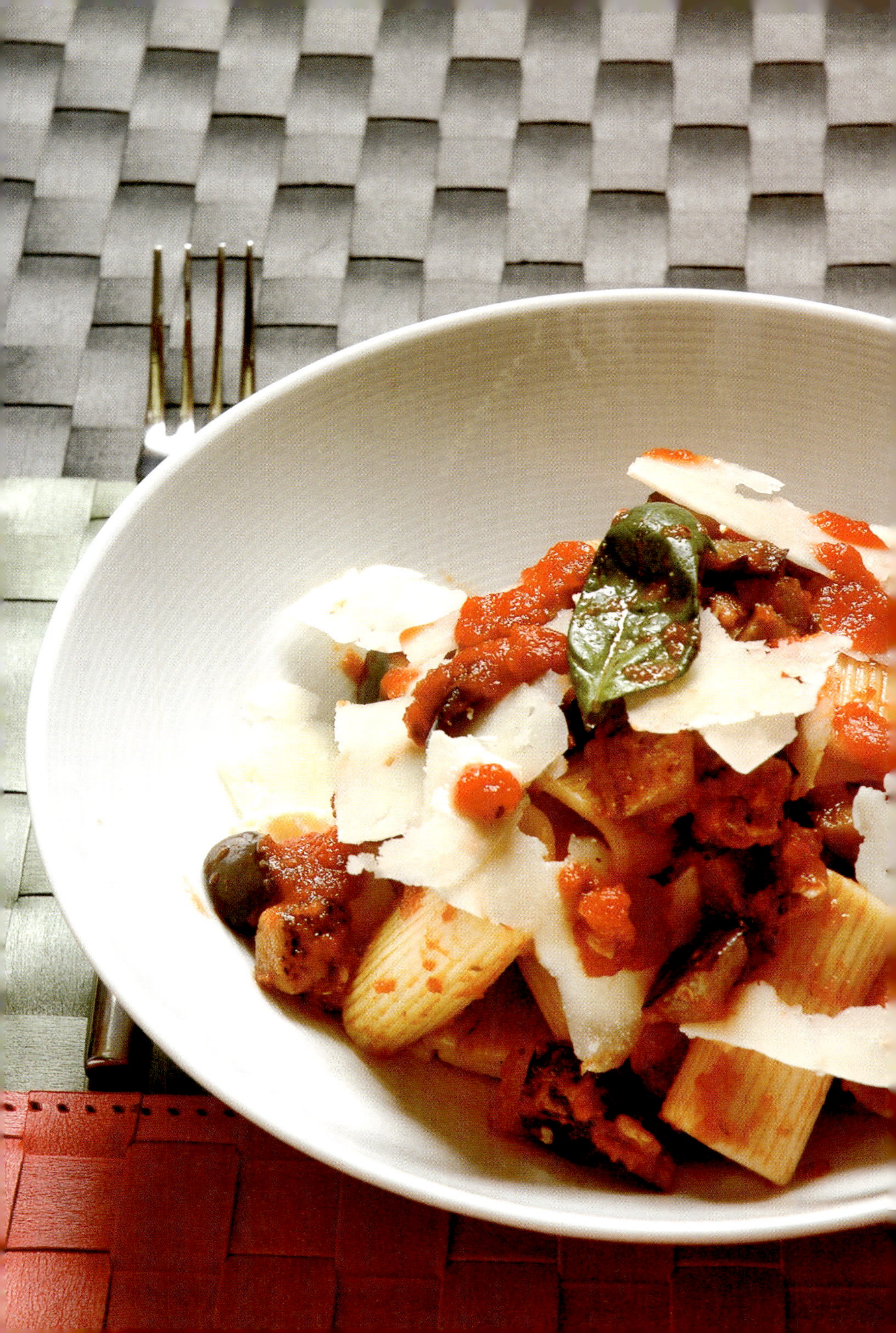

Preparación: 20 minutos
Cocción: 10 minutos
Dificultad: baja

Tofu frito

Por cada ración
- Kcal: 331
- Proteínas: 4 g
- Lípidos: 27,25 g
- Carbohidratos: 18,25 g

Ingredientes para 4 personas
- 300 g de tofu
- 80 g de kudzu en polvo (o almidón de maíz)
- 100 ml de aceite de soja
- sal

Escurra el *tofu* y córtelo en rodajas de aproximadamente 1 centímetro.

Séquelo con papel absorbente de cocina y empánelo con *kudzu* en polvo o almidón de maíz.

A continuación, fríalo en aceite de soja y elimine el exceso de grasa depositándolo sobre papel absorbente de cocina.

Sale y sirva caliente.

El kudzu en polvo es un almidón vegetal que proviene de Oriente. Se utiliza mucho en la cocina china y en la japonesa. Tiene propiedades antioxidantes y es un óptimo ingrediente para combatir el colesterol.

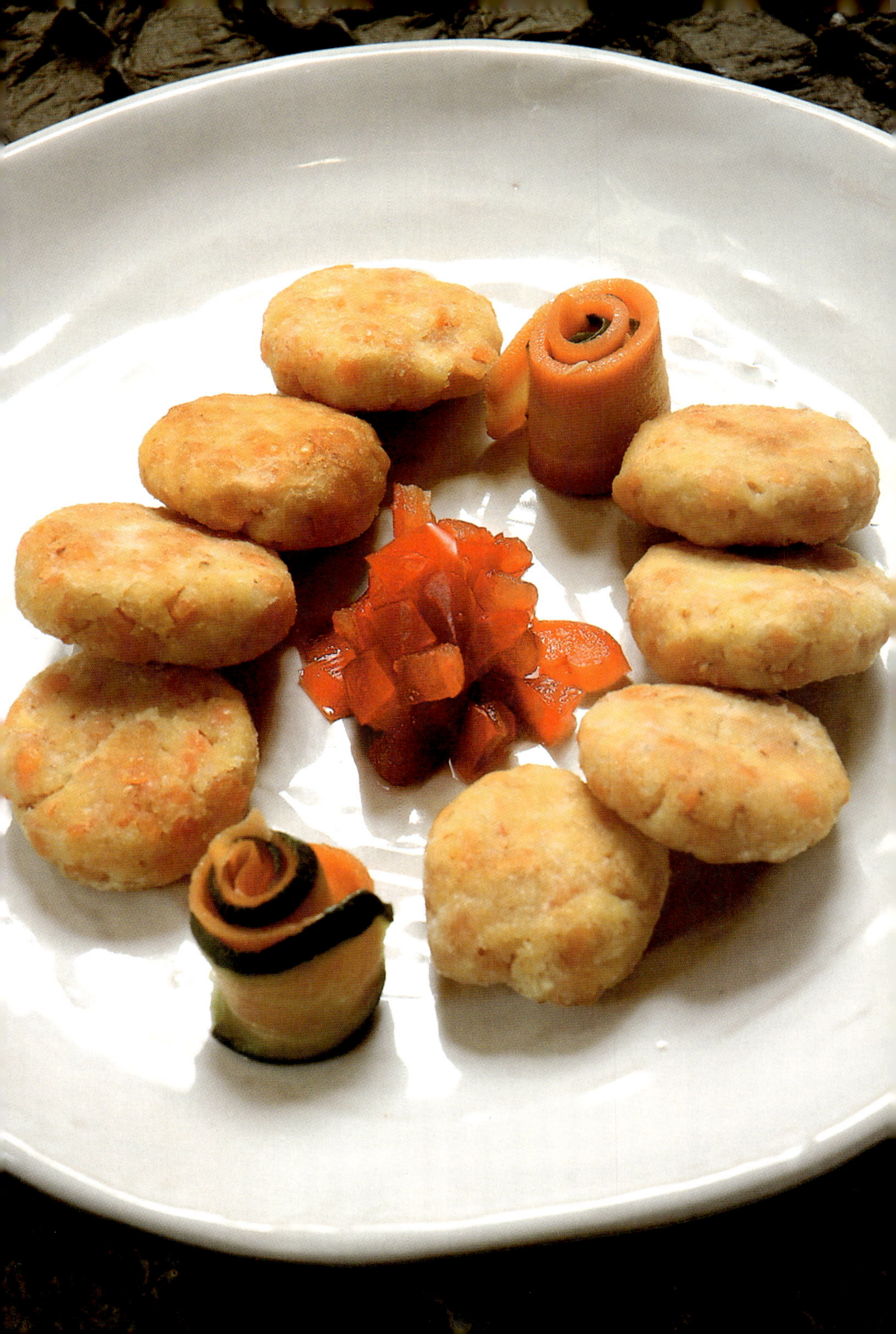

Preparación: 15 minutos
Cocción: 30 minutos
Dificultad: media

Berenjena con salsa fresca al yogur

Por cada ración

- Kcal: 153
- Proteínas: 4,75 g
- Lípidos: 12,5 g
- Carbohidratos: 6 g

Ingredientes para 4 personas

- 3 berenjenas
- 150 g de yogur natural
- 50 g de aceitunas negras
- 20 g de piñones
- 20 ml de aceite de oliva virgen extra
- 1 cebolla
- tomillo
- sal y pimienta

Lave y pele las berenjenas; a continuación, córtelas en tiras. Triture las aceitunas negras.

Sofría la cebolla en aceite de oliva virgen extra. A continuación incorpore las aceitunas, los piñones, las berenjenas y el tomillo; deje que se sofría todo durante 20 minutos a fuego lento.

Salpimiente. Vierta el yogur y prosiga la cocción durante 10 minutos más.

Preparación: 15 minutos
Cocción: 10 minutos
Dificultad: baja

Pinchitos de verduras y *tofu*

Por cada ración

- Kcal: 110
- Proteínas: 10,5 g
- Lípidos: 0,25 g
- Carbohidratos: 5,75 g

Ingredientes para 4 personas

- 200 g de tofu
- 10 tomates cherry
- 3 calabacines
- 1 pimiento amarillo
- salsa de soja
- sal

Lave bien las verduras. Corte los calabacines en rodajas, el pimiento en trocitos cuadrados y los tomatitos por la mitad. Fría ligeramente las rodajas de calabacín hasta que estén crujientes.

Escurra el *tofu* y córtelo en daditos.

Pinche en un palillo las verduras y el *tofu*. Condimente con salsa de soja y sale.

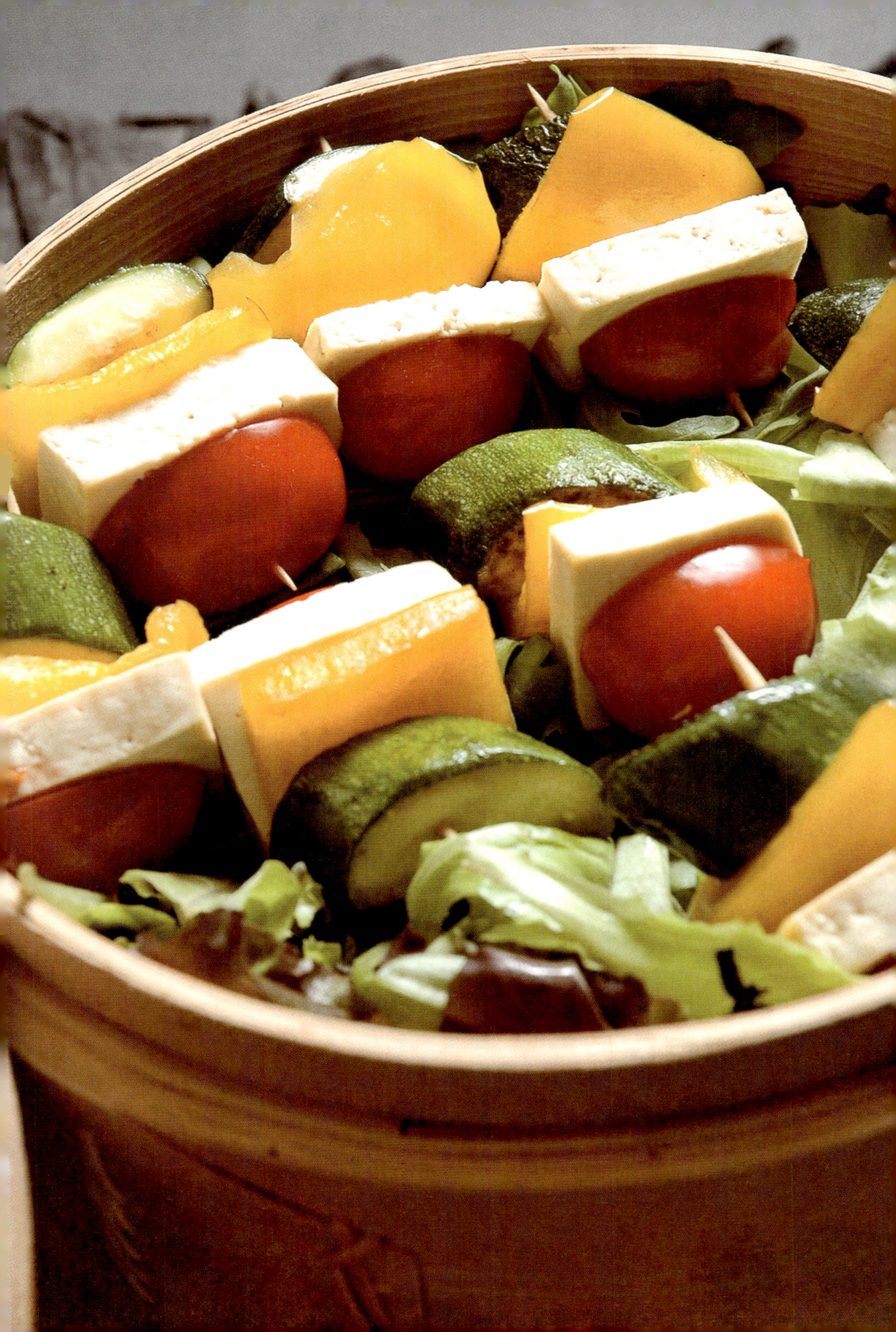

PREPARACIÓN: 5 minutos
COCCIÓN: 50 minutos
DIFICULTAD: media

Tempeh al oporto

Por cada ración

- Kcal: 403
- Proteínas: 13,5 g
- Lípidos: 19,5 g
- Carbohidratos: 40 g

Ingredientes para 4 personas

- 400 g de tempeh
- 100 g de harina
- 80 ml de oporto
- 1 limón
- salsa de soja
- aceite de oliva virgen extra
- tomillo

Corte el *tempeh* y cuézalo durante 30 minutos aproximadamente en abundante agua sazonada con salsa de soja.

Escúrralo y enharínelo. Sofríalo en aceite de oliva virgen extra durante unos minutos; a continuación, incorpore el oporto diluido en agua y la piel rallada de un limón.

Espolvoree un poco de tomillo y deje que cueza durante unos 20 minutos más aproximadamente.

El tempeh es un alimento de origen indonesio que se obtiene de la fermentación de la soja con lactobacilos. Fuente de proteínas, hierro, vitaminas y ácidos grasos esenciales, es muy apreciado por su característica abundancia en ácidos grasos omega 3.

PREPARACIÓN: 40 minutos
COCCIÓN: 1 hora
DIFICULTAD: media

Molde de verduras

Por cada ración
- Kcal: 332
- Proteínas: 14,75 g
- Lípidos: 13,25 g
- Carbohidratos: 41,25 g

Ingredientes para 4 personas
- 4 patatas
- 3 calabacines
- 2 berenjenas
- 1 cebolla
- 50 g de parmesano
- 250 ml de leche semidesnatada
- 20 ml de aceite de oliva virgen extra
- 1 huevo

Cueza, pele y triture las patatas. Lave y corte en juliana los calabacines y las berenjenas.

Pique la cebolla y sofríala en aceite; a continuación, incorpore las verduras y un vasito de agua y déjelo cocer durante 30 minutos aproximadamente. Una vez cocidas, deje enfriar las verduras.

Bata un huevo junto con la leche, y mézclelo con el parmesano y las patatas. En una fuente antiadherente, disponga la mitad del puré de patatas formando una capa bien compacta; a continuación, añada las verduras y finalice con otra capa de puré de patatas.

Espolvoree un poco de parmesano y hornee durante 15 minutos a 180 °C.

Para resaltar el sabor de este plato, se aconseja acompañarlo con un buen vino blanco.

PREPARACIÓN: 20 minutos
COCCIÓN: 30 minutos
DIFICULTAD: media

Guiso de seitán

Por cada ración

- Kcal: 265
- Proteínas: 11,75 g
- Lípidos: 13 g
- Carbohidratos: 16 g

Ingredientes para 4 personas

- 200 g de seitán
- 150 g de patatas
- 50 g de almendras
- 500 ml de caldo vegetal
- 100 ml de vino blanco
- 20 ml de aceite de oliva virgen
- 4 alcachofas
- 1 chalote
- perejil
- sal

Lave y pique el perejil.

Corte y lave las patatas. Retire las hojas más duras de las alcachofas, córtelas por la mitad, elimine la pelusilla interior y cuézalas al vapor durante 15 minutos junto con las patatas cortadas en dados.

Sofría el chalote en aceite de oliva virgen extra y agregue las verduras, el *seitán* y el vino blanco; deje que se cueza todo durante 15 minutos.

Añada unos cazos de caldo.

Espolvoree un poco de perejil y unas almendras trituradas y sirva bien caliente.

PREPARACIÓN: 10 minutos
COCCIÓN: 10 minutos
DIFICULTAD: baja

Huevos con flores de calabacín

Por cada ración

- Kcal: 189
- Proteínas: 8,5 g
- Lípidos: 16,75 g
- Carbohidratos: 0,75 g

Ingredientes para 4 personas

- 4 huevos
- 20 flores de calabacín
- 1 chalote
- aceite de oliva virgen extra
- sal

Corte en láminas el chalote y póchelo a fuego lento en cuatro cucharadas de aceite.

Lave las flores de calabacín y séquelas con mucho cuidado con un paño.

Córtelas en cuatro trozos y agréguelas al chalote. Póchelas durante 10 minutos aproximadamente. Sale.

Cuando las flores estén blandas y doradas, casque los huevos y dispóngalos sobre el sofrito.

Deje que cueza todo 5 minutos más a fuego lento, hasta que la clara esté completamente cuajada.

Sirva caliente.

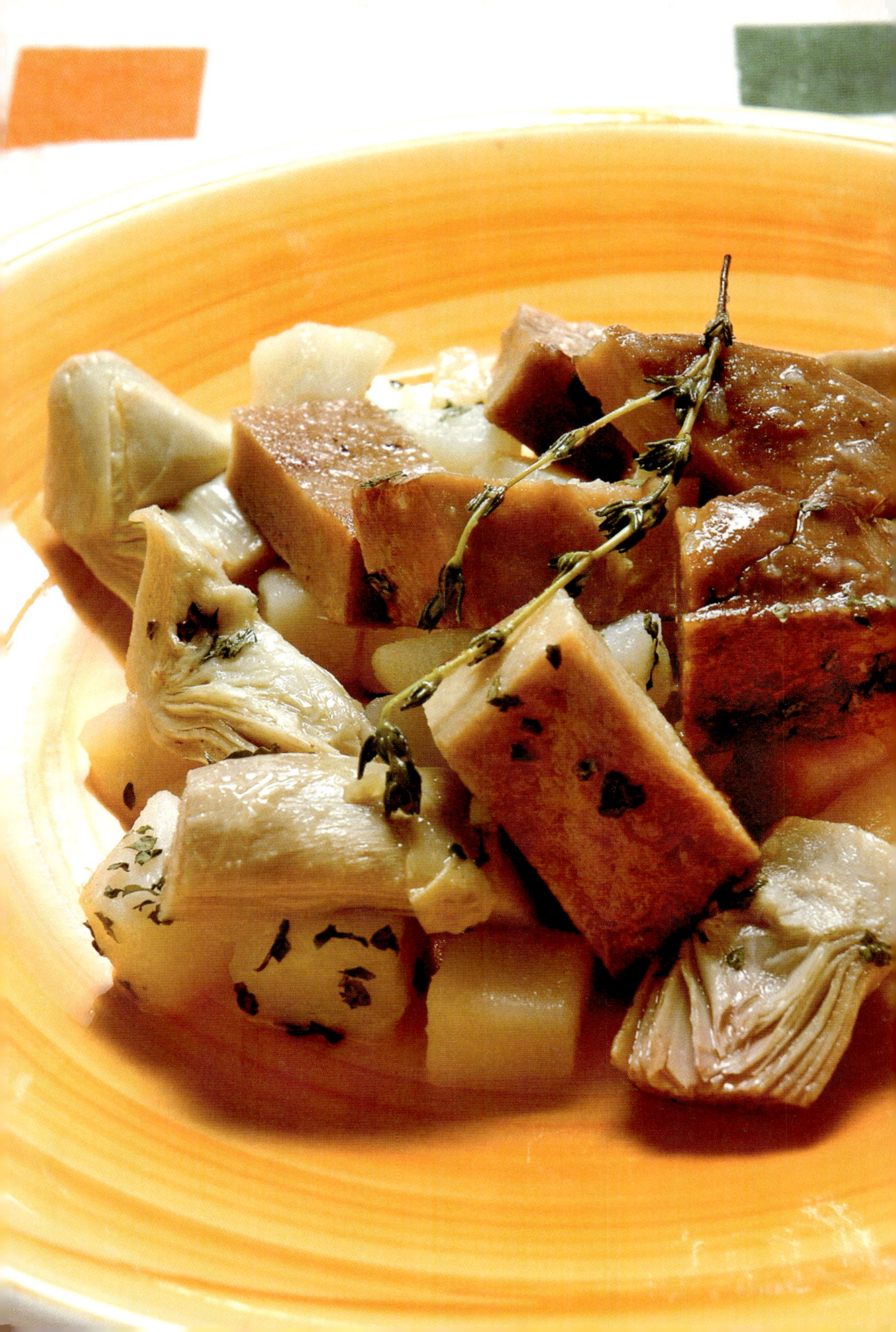

PREPARACIÓN: 20 minutos
COCCIÓN: 4 minutos
DIFICULTAD: media

Flores de calabaza rellenas

Por cada ración
- Kcal: 171
- Proteínas: 8,75 g
- Lípidos: 14,5 g
- Carbohidratos: 2 g

Ingredientes para 4 personas
- 12 flores de calabaza
- 100 g de requesón
- 80 g de queso de cabra
- 30 g de cebollino
- 50 g de parmesano
- 30 ml de aceite de oliva virgen extra
- 1 calabacín
- medio chalote
- sal y pimienta

Con la ayuda de un tenedor, triture el parmesano, el queso de cabra y el requesón; mézclelos con el cebollino.

Sofría el chalote con dos cucharadas de aceite de oliva virgen extra. Ralle un calabacín y agréguelo al chalote. Ponga los quesos en un bol e incorpore el calabacín pochado en la sartén. Salpimiente.

Escalde las flores de calabaza en agua hirviendo durante 4 minutos. Escúrralas bien y séquelas con papel absorbente.

Rellene las flores con la mezcla preparada.

PREPARACIÓN: 20 minutos
COCCIÓN: 20 minutos
DIFICULTAD: baja

Tortilla de hojas de nabo

Por cada ración
- Kcal: 211
- Proteínas: 14,5 g
- Lípidos: 15,25 g
- Carbohidratos: 4 g

Ingredientes para 4 personas
- 4 huevos
- 500 g de hojas de nabo
- 50 g de queso de oveja
- 20 ml de aceite de soja
- 1 diente de ajo
- sal y pimienta

Lave y cueza al vapor las hojas de nabo durante 15 minutos.

Bata los huevos junto con el queso de oveja. Salpimiente.

Caliente el aceite de soja en una sartén y sofría el diente de ajo.

Escurra las hojas de nabo y llévelas a la sartén. Retire el ajo y agregue los huevos batidos; procure que se adhieran perfectamente a la sartén.

Dé la vuelta a la tortilla a la mitad de la cocción y dórela por ambas caras.

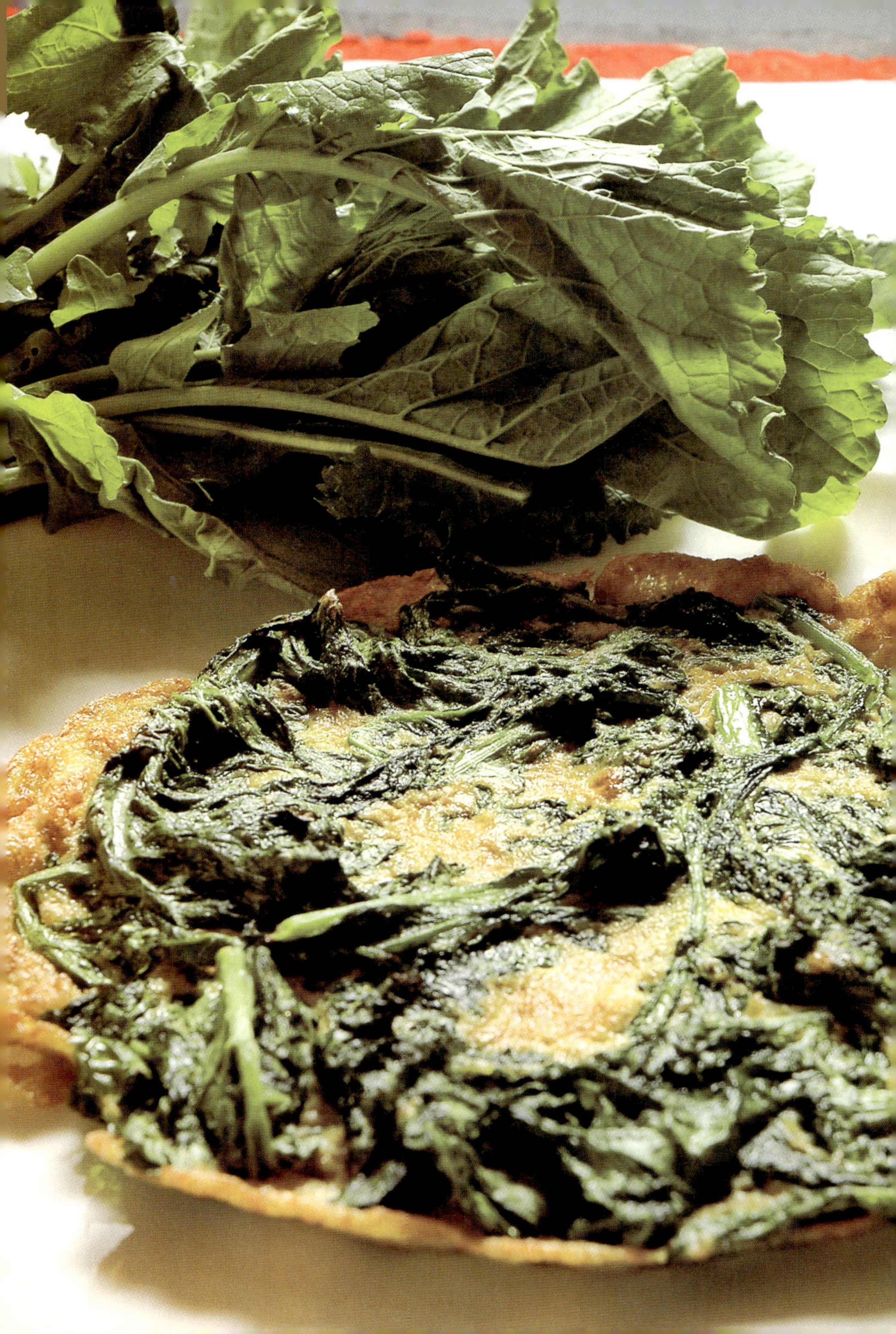

Caponata

PREPARACIÓN: 30 minutos
COCCIÓN: 40 minutos
DIFICULTAD: media

Por cada ración
- Kcal: 293
- Proteínas: 6,5 g
- Lípidos: 21,5 g
- Carbohidratos: 20 g

Ingredientes para 4 personas
- 3 berenjenas
- 3 pimientos
- 3 tomates maduros
- 50 g de aceitunas negras
- 20 g de alcaparras
- 20 g de piñones
- 20 g de azúcar
- 80 ml de vinagre
- 60 ml de aceite de oliva virgen extra
- 1 tallo de apio
- 1 cebolla
- sal

Lave y corte las berenjenas en dados, fríalas y depósitelas sobre una hoja de papel absorbente. Ase los pimientos enteros; una vez fríos, pélelos y córtelos en tiras. Corte en trocitos el apio y cuézalo al vapor. Lave y trocee los tomates.

Sofría en una sartén grande la cebolla y el tomate troceado. Incorpore el vinagre y el azúcar y déjelo en el fuego durante 10 minutos. Añada la berenjena, los pimientos, las aceitunas, las alcaparras, el apio y los piñones. Sale y fría a fuego lento durante 30 minutos.

Molde de patatas y achicoria roja

PREPARACIÓN: 15 minutos
COCCIÓN: 40 minutos
DIFICULTAD: media

Por cada ración
- Kcal: 223
- Proteínas: 10,25 g
- Lípidos: 9,75 g
- Carbohidratos: 24,75 g

Ingredientes para 4 personas
- 2 patatas
- 120 g de achicoria roja
- 50 g de queso *fontina*
- 15 g de mantequilla
- 2 huevos
- 1 cebolla blanca
- harina
- sal y pimienta

Corte la achicoria en tiras de aproximadamente medio centímetro. Derrita la mitad de la mantequilla en una sartén, corte la cebolla en láminas y póchela en la sartén junto con la achicoria.

Cueza las patatas y páselas por el pasapurés. Ralle grueso el queso.

Ponga en un bol la achicoria, las patatas, el queso, tres cucharadas de harina y los huevos. Mézclelo todo hasta obtener un compuesto homogéneo. Salpimiente.

Disponga esta mezcla en una fuente de horno untada con mantequilla y hornee a 160 °C durante 20 minutos.

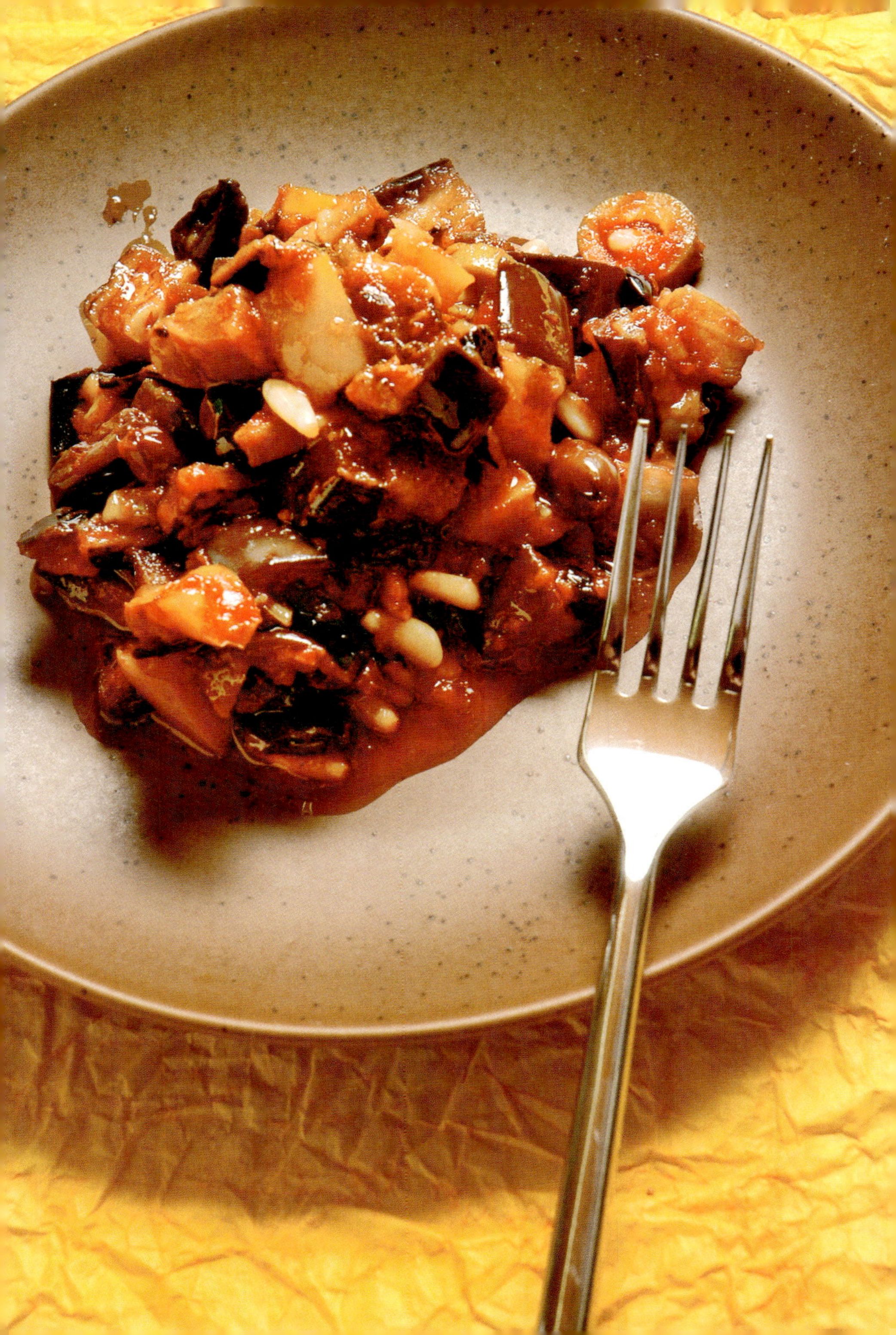

Berenjenas rellenas

PREPARACIÓN: 20 minutos
COCCIÓN: 40 minutos
DIFICULTAD: media

Por cada ración
- Kcal: 362
- Proteínas: 22 g
- Lípidos: 20,25 g
- Carbohidratos: 24 g

Ingredientes para 4 personas
- 4 berenjenas
- 150 g de queso *provolone*
- 100 g de mozzarella
- 500 ml de tomate triturado
- 20 ml de aceite de oliva virgen extra
- 2 huevos
- 1 chalote
- 8 hojas de albahaca fresca
- 4 cucharadas de pan rallado
- sal y pimienta

Lave y corte por la mitad las berenjenas; cuézalas durante 20 minutos en agua con sal.

Escurra el agua y vacíe las berenjenas; deje que la pulpa escurra durante unos minutos más.

Sofría el chalote en aceite de oliva virgen extra; incorpore el tomate triturado y déjelo en el fuego durante 1 hora aproximadamente.

Prepare el relleno: corte la pulpa de las berenjenas en trocitos, triture la *mozzarella* con la batidora y ralle el *provolone*. Añada los huevos, sal y pimienta.

Mézclelo todo junto con la mitad del tomate. Rellene las berenjenas con esta mezcla y ponga sobre cada una de ellas una cucharada de tomate, pan rallado espolvoreado y una hoja de albahaca.

Disponga las berenjenas rellenas sobre papel para horno y hornee durante 20 minutos a 180 °C.

Calabacines rellenos de soja

PREPARACIÓN: 20 minutos
COCCIÓN: 30 minutos
DIFICULTAD: media

Por cada ración
- Kcal: 307
- Proteínas: 21,75 g
- Lípidos: 17 g
- Carbohidratos: 11,75 g

Ingredientes para 4 personas
- 4 calabacines
- 150 g de soja en grano
- 50 g de queso de oveja
- 1 huevo
- 1 chalote
- vino blanco
- aceite de oliva virgen extra
- perejil
- sal y pimienta

Lave los calabacines, córtelos por la mitad y vacíe un poco la pulpa.

Cueza la soja en grano durante 5 minutos, cuélela y sofríala junto con el chalote en aceite de oliva virgen extra. Vierta un vasito de vino blanco, salpimiente y deje que cueza a fuego lento durante 10 minutos.

Espere a que la soja se enfríe. En un cuenco, bata un huevo junto con el queso de oveja rallado y el perejil; agregue la soja. Rellene los calabacines con esta mezcla.

Hornee durante 15 minutos a 180 °C.

PREPARACIÓN: 20 minutos
COCCIÓN: 20 minutos
DIFICULTAD: media

Torta de espárragos a la trufa

Por cada ración
- Kcal: 451
- Proteínas: 12,75 g
- Lípidos: 33,25 g
- Carbohidratos: 26,5 g

Ingredientes para 4 personas
- 500 g de espárragos
- 1 disco de masa de hojaldre
- 1 huevo
- 4 cucharadas de parmesano
- 1 cucharada de trufa rallada
- aceite de oliva virgen extra
- sal

Lave y cueza los espárragos. Reserve algunas puntas y corte el resto en trozos gruesos para luego triturarlos con la batidora. Mezcle la crema de espárragos obtenida con el huevo, el parmesano y un chorrito de aceite.

Extienda la masa de hojaldre y recúbrala con la mezcla. Adorne con las puntas de espárragos reservadas.

Espolvoree la trufa recién rallada y hornee durante 20 minutos a 200 °C.

Sirva en trozos.

Los espárragos son una auténtica panacea: conocidos por sus propiedades diuréticas y desintoxicantes, son también ricos en vitaminas, fibras y sales minerales. Se recomiendan para los trastornos renales, los cálculos y para combatir la celulitis.

PREPARACIÓN: 50 minutos + 12 horas para el remojo de los garbanzos
COCCIÓN: 40 minutos
DIFICULTAD: media

Por cada ración
- Kcal: 320
- Proteínas: 11,75 g
- Lípidos: 17,5 g
- Carbohidratos: 30,5 g

Ingredientes para 4 personas
- 200 g de garbanzos secos
- 200 g de tomates cherry
- 300 ml de salsa de tomate
- 60 ml de aceite de oliva virgen extra
- 1 diente de ajo
- 1 cebolla blanca
- curry
- pimentón picante
- sal

Garbanzos en salsa de tomate picante

Ponga los garbanzos en remojo al menos durante 12 horas antes de la preparación de la receta.

Cuézalos en abundante agua con sal durante unos 30 minutos.

Pique finamente la cebolla y el diente de ajo y sofríalos en aceite en una cazuela bastante grande.

Añada la salsa de tomate y deje que se fría durante 15 minutos; mantenga la cazuela parcialmente tapada.

Lave y corte por la mitad los tomatitos. Incorpórelos a la cazuela y déjelos cocer durante 10 minutos; a continuación, agregue los garbanzos escurridos junto con una pizca de pimentón y un cucharadita de *curry*.

Prosiga la cocción durante 5 minutos más. Pase todos los ingredientes a una fuente de servir y añada un chorrito de aceite.

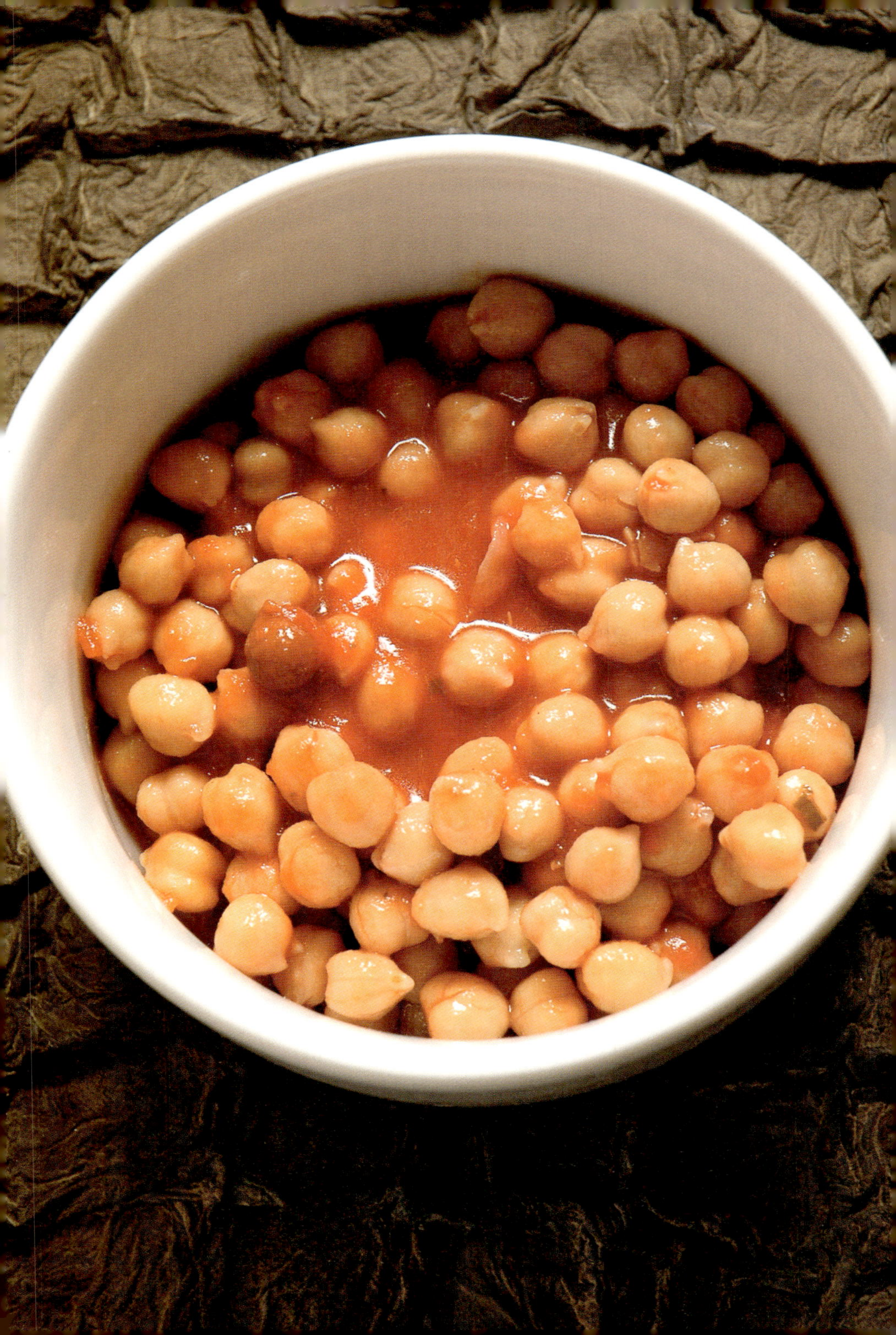

Preparación: 30 minutos
Cocción: 45 minutos
Dificultad: media

Por cada ración
- Kcal: 420
- Proteínas: 9 g
- Lípidos: 19 g
- Carbohidratos: 54,3 g

Ingredientes para 6 personas
- 1 kg de albaricoques
- 180 g de azúcar glas vainillado
- 100 g de harina
- 100 g de almendras peladas
- 50 g de mantequilla
- 3 huevos
- 1 sobrecito de levadura en polvo

Tarta de albaricoques

Trabaje las yemas de huevo con el azúcar, la harina y la levadura; aparte, monte las claras de huevo a punto de nieve. Derrita la mantequilla al baño María.

Lave los albaricoques, quíteles el hueso y córtelos en láminas. Pique las almendras peladas.

Añada los albaricoques y las almendras a las yemas de huevo, e incorpore poco a poco las claras montadas y la mantequilla derretida.

Mezcle bien hasta formar un compuesto homogéneo.

Unte con mantequilla y enharine una fuente para el horno. Vierta la mezcla y hornee a 160 °C durante 45 minutos.

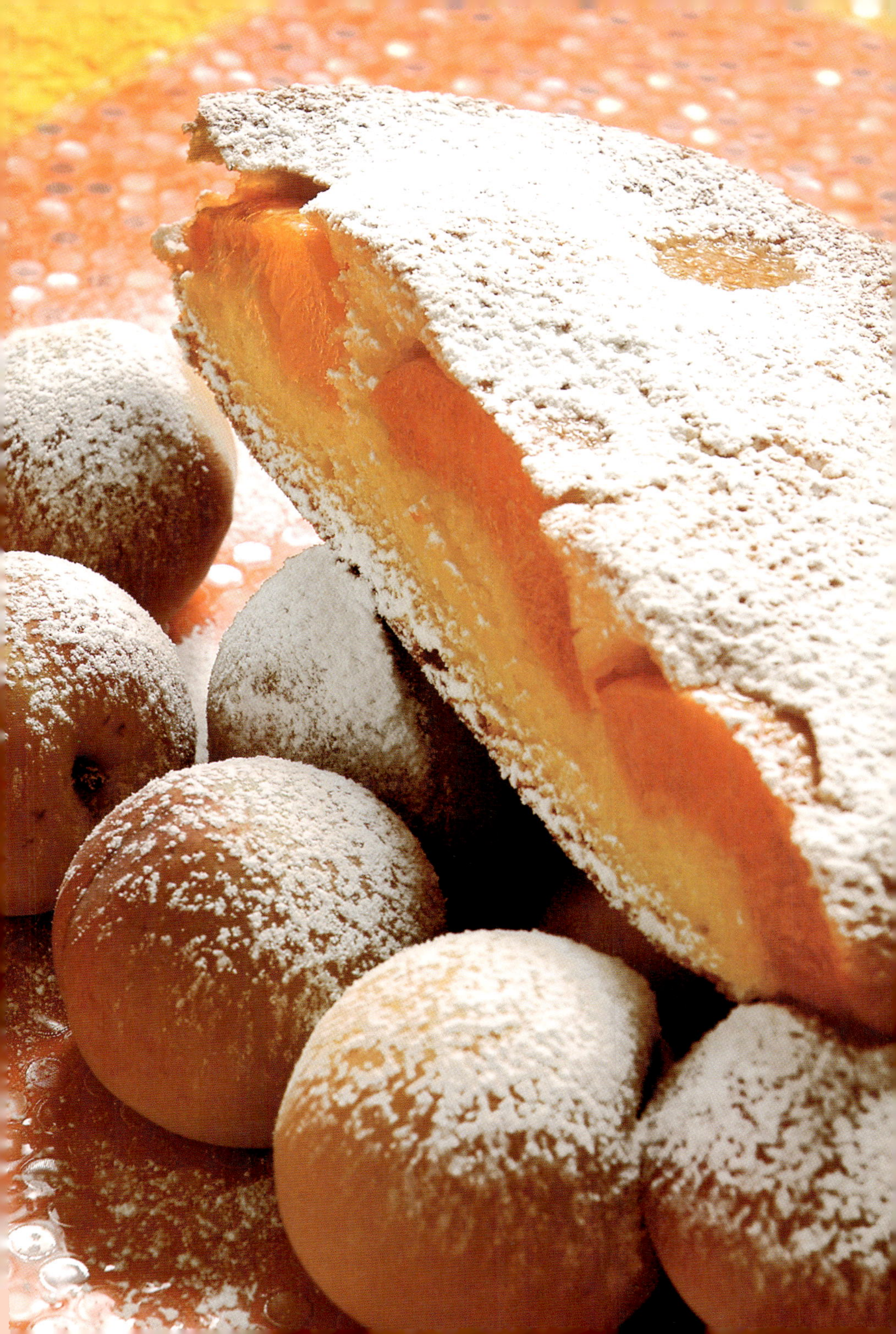

Tarta de peras y chocolate

Preparación: 20 minutos
Cocción: 50 minutos
Dificultad: media

Por cada ración
- Kcal: 362
- Proteínas: 9,6 g
- Lípidos: 8,3 g
- Carbohidratos: 65,83 g

Ingredientes para 6 personas
- 1 kg de peras
- 200 g de azúcar
- 100 g de harina
- 100 g de cacao amargo en polvo
- 50 g de mantequilla
- 3 huevos
- 1 sobrecito de vainilla
- 1 sobrecito de levadura

Pele y corte las peras en láminas en sentido longitudinal.

Bata los huevos con el azúcar. Mezcle la harina con la levadura y la vainilla e incorpórelo todo al bol con los huevos.

Agregue el cacao en polvo y la mantequilla fundida. Mézclelo todo bien.

Unte un molde con mantequilla y enharínelo.

Vierta la mezcla, agregue las láminas de pera y hornee durante 50 minutos a 160 °C.

Esta tarta se sirve tibia, acompañada, si lo desea, de un poco de nata montada.

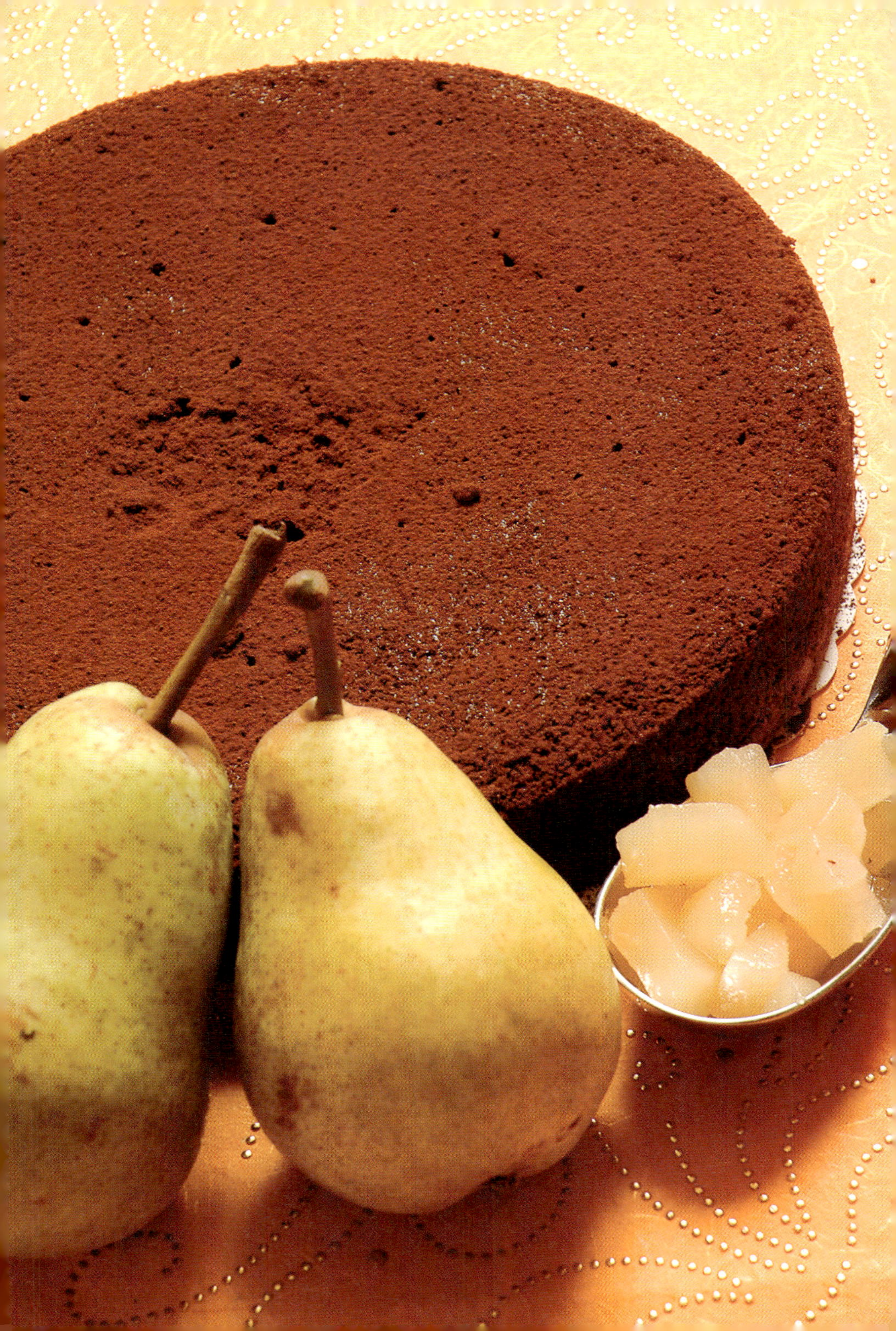

Preparación: 30 minutos + 2 horas para refrigerar
Dificultad: media

Higos rellenos de helado de vainilla

Por cada ración
- Kcal: 392
- Proteínas: 6,6 g
- Lípidos: 17,33 g
- Carbohidratos: 56,16 g

Ingredientes para 6 personas
- 12 higos frescos (gruesos y firmes)
- 350 g de helado de vainilla
- 250 g de nata para montar
- 30 g de cacao amargo

Corte los higos por la mitad y extraiga la pulpa. Mezcle la pulpa de los higos con el helado y rellene las pieles.

Introduzca los higos en el congelador durante 2 horas como mínimo. Sírvalos con nata montada y espolvoreados con cacao amargo.

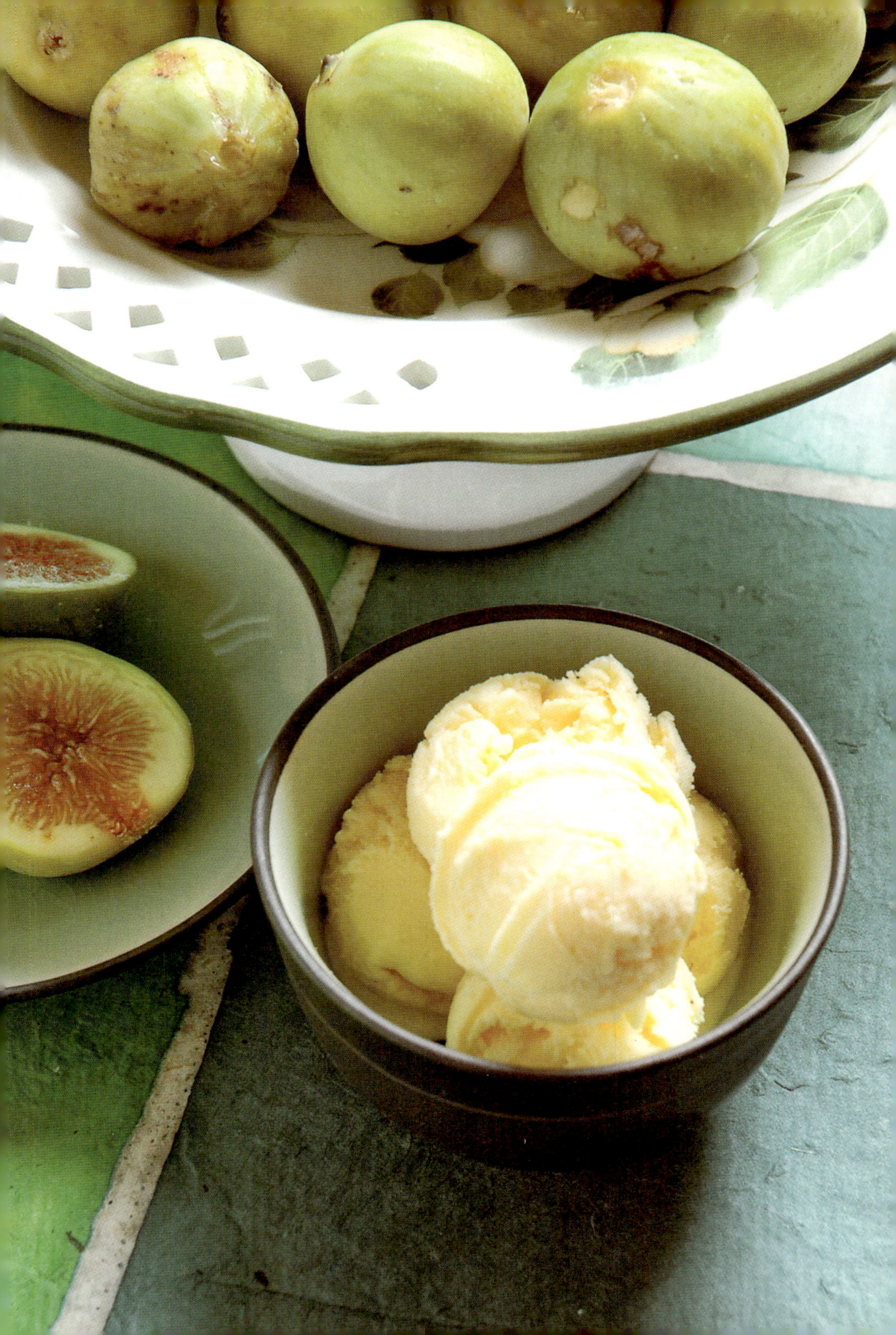

PREPARACIÓN: 20 minutos
COCCIÓN: 40 minutos
DIFICULTAD: media

Plum cake al limón

Por cada ración

- Kcal: 473
- Proteínas: 7 g
- Lípidos: 23,5 g
- Carbohidratos: 62 g

Ingredientes para 6 personas

- 200 g de harina
- 200 g de azúcar
- 150 g de mantequilla
- 100 ml de leche semidesnatada
- 3 limones de agricultura ecológica
- 2 huevos
- 1 sobrecito de vainilla
- 1 sobrecito de levadura
- sal

Monte a punto de nieve las claras de huevo con una pizca de sal. Bata las yemas junto con el azúcar, la mantequilla reblandecida, la harina tamizada, la levadura y la vainilla; finalmente, agregue las claras montadas.

Ralle la piel de los limones y exprímalos. Añada la piel y el zumo a la masa.

Mezcle bien hasta obtener una masa homogénea; incorpore poco a poco la leche a temperatura ambiente.

Ponga la masa en un molde para *plum cake* untado con mantequilla y enharinado. Hornee durante 40 minutos a 180 °C.

Sirva cortado en rebanadas.

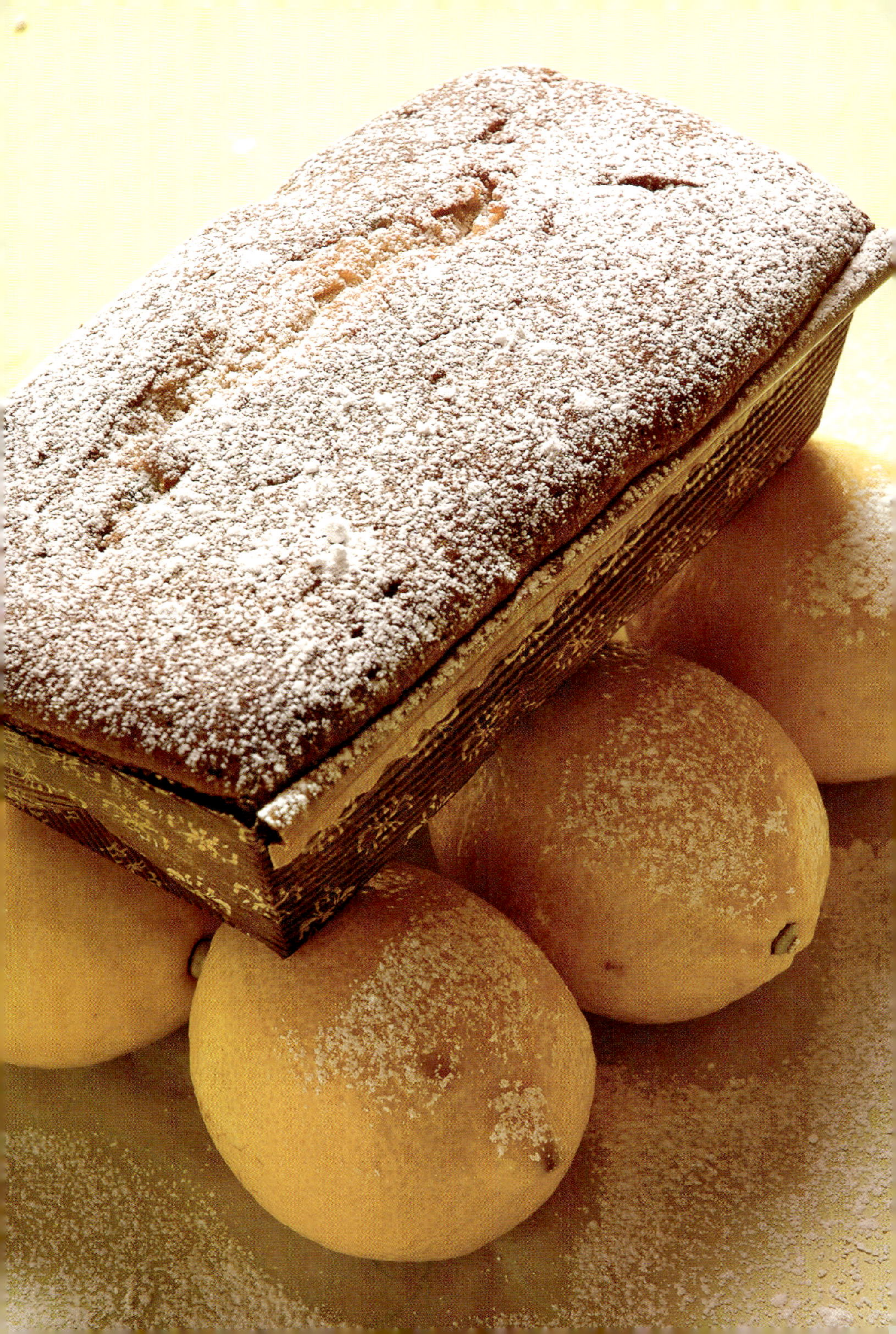

Semifrío de fresa

PREPARACIÓN: 20 minutos + 2 horas para la refrigeración
COCCIÓN: 10 minutos
DIFICULTAD: media

Por cada ración
- Kcal: 249
- Proteínas: 7,1 g
- Lípidos: 10,5 g
- Carbohidratos: 33,3 g

Ingredientes para 6 personas
- 200 g de fresas
- 130 g de azúcar
- 25 g de harina
- 500 ml de leche semidesnatada
- 200 ml de nata para montar
- 2 huevos (preferiblemente pasteurizados)
- 1 limón
- sal

Caliente la leche junto con la piel del limón. Llévela a ebullición y agregue 50 g de azúcar. Remueva con un batidor de varillas. Añada la harina tamizada y continúe removiendo. Retire la piel del limón y espere a que se enfríe.

Lave las fresas y quíteles el rabillo. Tritúrelas con la batidora junto con la leche tibia.

Monte a punto de nieve las claras de huevo con una pizca de sal. Trabaje las yemas con el azúcar restante. Monte la nata. Una las claras al batido de fresas, trabaje con una batidora eléctrica e incorpore las yemas. Finalmente, añada la nata montada.

Dispóngalo todo en un molde para *plum cake* e introdúzcalo en el congelador durante al menos 2 horas. Sírvalo adornado con algunas fresas y un poco de nata montada.

PREPARACIÓN: 60 minutos + 30 minutos para refrigerar
COCCIÓN: 40 minutos
DIFICULTAD: media

Por cada ración
- Kcal: 445
- Proteínas: 9,16 g
- Lípidos: 21 g
- Carbohidratos: 58,3 g

Ingredientes para 6 personas

Para la masa
- 100 g de harina
- 100 g de harina integral
- 120 g de mantequilla
- 150 g de azúcar glas
- 2 huevos
- 1 limón
- sal

Para el relleno
- 400 g de fresas
- 30 g de azúcar glas
- 100 ml de leche semidesnatada
- 1 huevo
- 1 limón
- 1 cucharada de harina

Tarta integral de fresas

Trabaje en un bol los dos tipos de harina junto con la mantequilla reblandecida y el azúcar. Añada un huevo entero, una yema, la piel rallada de un limón y una pizca de sal.

Amase bien hasta obtener un compuesto sólido y homogéneo. Refrigérelo durante 30 minutos en el frigorífico.

Unte con mantequilla una fuente y extienda la masa.

Hornee durante 30 minutos a 180 °C.

Prepare la crema pastelera: cueza a fuego lento la leche con la harina tamizada y el azúcar; remueva rápidamente con un batidor de varillas. Agregue la piel de limón y la yema de huevo. Lleve a ebullición y apague el fuego. Retire la piel de limón y deje que se enfríe.

Lave, quite el rabillo a las fresas y córtelas en rodajas.

Cuando la masa se haya enfriado, rellénela con la crema y las fresas.

PREPARACIÓN: 30 minutos + 30 minutos para que la masa repose
COCCIÓN: 20 minutos
DIFICULTAD: media

Por cada ración
- Kcal: 265
- Proteínas: 8 g
- Lípidos: 11,83 g
- Carbohidratos: 33,5 g

Ingredientes para 6 personas

Para la masa de los crepes
- 125 g de harina blanca
- 20 g de mantequilla
- 200 ml de leche semidesnatada
- 2 huevos

Para el relleno
- 2 naranjas
- 100 g de chocolate para fundir
- 100 ml de leche semidesnatada

Crepes de chocolate y naranja

Trabaje con un batidor de varillas los dos huevos, la harina y la leche hasta obtener una masa fluida. Tápela y refrigérela en el frigorífico durante 30 minutos aproximadamente.

Derrita la mantequilla al baño María. Agréguela a la masa.

Prepare las crepes en una sartén antiadherente de unos 15 cm de diámetro: ponga dos cucharadas de masa y muévala para que cubra rápidamente toda la base de la sartén; haga las crepes por ambas caras. Continúe hasta terminar la masa.

Pele las naranjas y córtelas en trocitos. Funda el chocolate y dilúyalo con la leche caliente.

Disponga los trocitos de naranja sobre las crepes y vierta por encima la salsa de chocolate.

Enrolle las crepes y sírvalas.

Preparación: 30 minutos
Cocción: 20 minutos
Dificultad: media

Tarta de manzanas

Por cada ración
- Kcal: 295
- Proteínas: 5,5 g
- Lípidos: 10,5 g
- Carbohidratos: 46,5 g

Ingredientes para 4 personas
- 2 manzanas golden maduras
- 120 g de harina
- 50 g de azúcar de caña
- 40 g de mantequilla
- 1 huevo
- 1 limón
- 1 sobrecito de vainilla

Disponga la mantequilla cortada en trocitos en un bol y deje que se reblandezca. Incorpore el azúcar y mezcle bien hasta obtener una crema suave. Añada el huevo y la harina tamizada junto con el sobrecito de vainilla; siga mezclando. Agregue la piel rallada de un limón.

Pele y corte en rodajitas las manzanas. Dispóngalas en un molde untado con mantequilla y añada la mezcla anterior.

Hornee a 180 °C durante 20 minutos.

Preparación: 30 minutos + 3-4 horas para la congelación
Cocción: 10 minutos
Dificultad: media

Sorbete de limón

Por cada ración
- Kcal: 207
- Proteínas: 0,75 g
- Lípidos: 0,25 g
- Carbohidratos: 49,5 g

Ingredientes para 4 personas
- 180 g de azúcar glas
- 4 limones procedentes de agricultura ecológica
- 3 cucharadas grandes de helado de limón
- 1 huevo
- 1 vasito de cava brut

Lave los limones y ralle la piel de uno de ellos. Exprímalos todos y cuele el zumo. Limpie el interior de las pieles y vacíelas completamente.

Monte a punto de nieve las claras e incorpore el azúcar, la piel rallada y el zumo de los limones; mézclelo todo bien con una batidora eléctrica.

Lleve a ebullición esta mezcla, déjela enfriar y cuélela.

Agregue el vasito de cava. Disponga el líquido en el recipiente para los cubitos de hielo y déjelo en el congelador durante 3-4 horas aproximadamente.

Bata los cubitos con un triturador de hielo y añada el helado de limón. Mézclelo todo bien y vierta el líquido en las pieles de limón vacías.

Preparación: 30 minutos + 3-4 horas para la congelación
Cocción: 10 minutos
Dificultad: media

Por cada ración
- Kcal: 229
- Proteínas: 4,16 g
- Lípidos: 8,16 g
- Carbohidratos: 36,6 g

Ingredientes para 6 personas
- 300 g de melocotones
- 180 g de azúcar glas
- 200 ml de leche semidesnatada
- 100 ml de nata
- 2 huevos
- 1 limón
- 1 vaina de vainilla

Helado de melocotón

Trabaje las yemas de huevo junto con el azúcar y la leche. Añada la piel de un limón y una vaina de vainilla y déjelo reposar.

Lleve la mezcla al fuego —a fuego lento—; remueva hasta obtener una crema densa.

Retírela del fuego antes de que alcance el punto de ebullición; quite la piel de limón y la vaina de vainilla y espere a que se enfríe.

Monte la nata. Pele, quite el hueso y triture los melocotones.

Incorpore a la crema los melocotones y la nata.

Disponga la mezcla en una heladera y refrigere durante 3-4 horas.

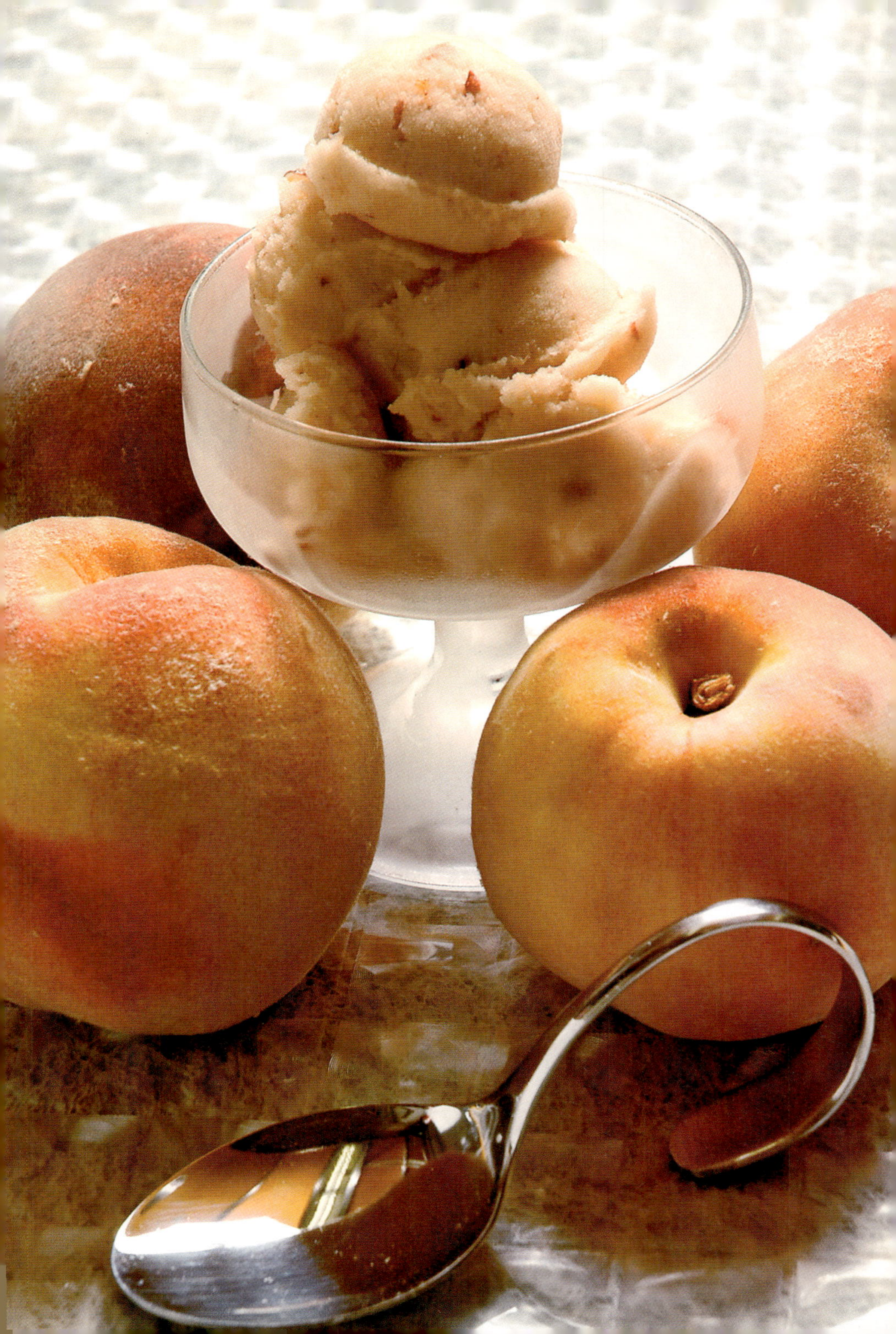

PREPARACIÓN: 30 minutos + 30 minutos para el remojo de las pasas
COCCIÓN: 30 minutos
DIFICULTAD: media

Por cada ración
- Kcal: 616
- Proteínas: 17,33 g
- Lípidos: 13,6 g
- Carbohidratos: 112,83 g

Ingredientes para 6 personas
- 500 g de harina
- 200 g de azúcar
- 100 g de almendras
- 100 g de uvas pasas
- 4 huevos
- sal

Pastas de almendras

Precaliente el horno a 180 °C. Tueste las almendras enteras durante 5 minutos en la bandeja del horno.

Ponga en remojo las uvas pasas en agua tibia durante 30 minutos. Trabaje las yemas con el azúcar, y seguidamente incorpore las uvas bien escurridas y las almendras tostadas. Monte las claras a punto de nieve con una pizca de sal.

Tamice la harina y amase bien todos los ingredientes hasta obtener una mezcla compacta.

Divida la masa formando pequeños panecillos, cúbralos con harina y colóquelos sobre una bandeja recubierta con papel parafinado para horno.

Hornéelos durante 15 minutos. A continuación, sáquelos y, mientras estén todavía calientes, córtelos transversalmente. Hornéelos de nuevo durante 15 minutos más, hasta que se tuesten.

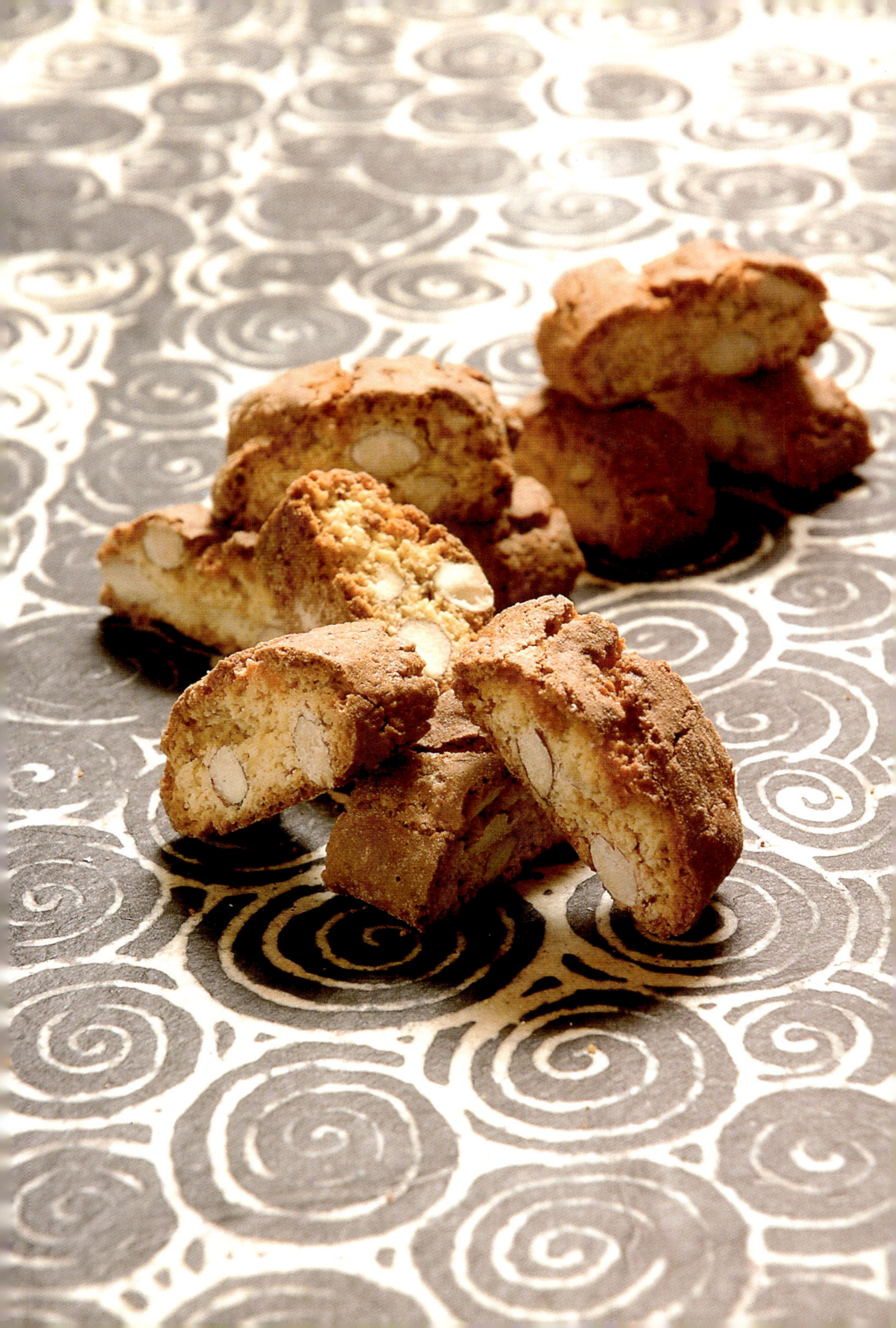

PREPARACIÓN: 30 minutos
COCCIÓN: 30 minutos
DIFICULTAD: media

Por cada ración
- Kcal: 269
- Proteínas: 7,5 g
- Lípidos: 6,6 g
- Carbohidratos: 46,5 g

Ingredientes para 6 personas
- 120 g de harina
- 120 g de azúcar
- 100 g de yogur de arándanos
- 50 g de fécula de patata
- 25 g de mantequilla
- 3 huevos
- 1 limón
- 1 sobrecito de levadura
- sal

Tarta de yogur de arándanos

Monte las claras a punto de nieve con una pizca de sal. Mezcle las yemas con el azúcar y la piel del limón rallada. Incorpore poco a poco la harina, previamente mezclada con la fécula y la levadura. Finalmente, agregue la mantequilla fundida.

Vierta el compuesto en un molde untado con mantequilla y enharinado, y hornéelo a 160 °C durante 30 minutos aproximadamente.

PREPARACIÓN: 20 minutos
COCCIÓN: 35 minutos
DIFICULTAD: media

Por cada ración
- Kcal: 304
- Proteínas: 7,66 g
- Lípidos: 17 g
- Carbohidratos: 31,66 g

Ingredientes para 6 personas
- 150 g de zanahorias
- 150 g de harina
- 100 g de almendras peladas y picadas
- 50 g de mantequilla
- 50 g de azúcar glas
- 60 ml de leche semidesnatada
- 1 sobrecito de vainilla
- 1 huevo
- 1 sobrecito de levadura en polvo

Tarta de zanahorias

Lave, pele y ralle las zanahorias. Bata los huevos e incorpore, poco a poco, la harina mezclada con la levadura y la vainilla, la mantequilla reblandecida, las zanahorias ralladas y las almendras picadas. Finalmente, vierta la leche poco a poco.

Unte un molde con mantequilla y enharínelo; vierta la mezcla y hornéela a 180 °C durante 35 minutos.

Cuando la tarta esté fría, cúbrala con azúcar glas.

PREPARACIÓN: 30 minutos
COCCIÓN: 30 minutos
DIFICULTAD: media

Suflé de miel y almendras

Por cada ración
- Kcal: 297
- Proteínas: 8,83 g
- Lípidos: 20 g
- Carbohidratos: 21,66 g

Ingredientes para 6 personas
- 100 g de almendras peladas
- 50 g de harina
- 50 g de mantequilla
- 50 g de azúcar glas vainillado
- 4 cucharadas de miel
- 4 huevos
- 1 sobrecito de levadura en polvo
- 1 sobrecito de vainilla

Monte las claras a punto de nieve y pique finamente las almendras.

Con un batidor de varillas, trabaje la harina junto con la levadura, las yemas, las almendras y la vainilla.

Añada a la mezcla las claras de huevo, y bátalo todo con una batidora eléctrica a baja velocidad, para que no se bajen. Incorpore la miel.

Cuando la mezcla resulte homogénea y cremosa, viértala en ocho moldes pequeños, previamente untados con mantequilla y enharinados; rellene sólo las tres cuartas partes de los moldes.

Hornee durante 30 minutos a 160 °C.

Una vez fríos, espolvoree los suflés con azúcar glas.

PREPARACIÓN: 30 minutos
COCCIÓN: 25 minutos
DIFICULTAD: media

Por cada ración
- Kcal: 324
- Proteínas: 6,33 g
- Lípidos: 14,5 g
- Carbohidratos: 44,66 g

Ingredientes para 6 personas
- 250 g de piña en almíbar escurrida
- 120 g de harina
- 125 g de azúcar glas
- 1 sobrecito de levadura
- 80 g de mantequilla
- 3 huevos

Tarta invertida de piña

Unte un molde con mantequilla y cúbralo con rodajas de piña. Reserve un poco del almíbar.

Con un batidor de varillas bata la mantequilla reblandecida junto con el azúcar hasta obtener una crema ligera. Incorpore los huevos y añada poco a poco la harina tamizada con la levadura.

Agregue medio vaso del almíbar de la piña.

Vierta la mezcla sobre las rodajas de piña dispuestas en el molde y hornee a 160 °C durante 25 minutos.

Cuando la tarta esté fría, dele la vuelta sobre una fuente de servir.

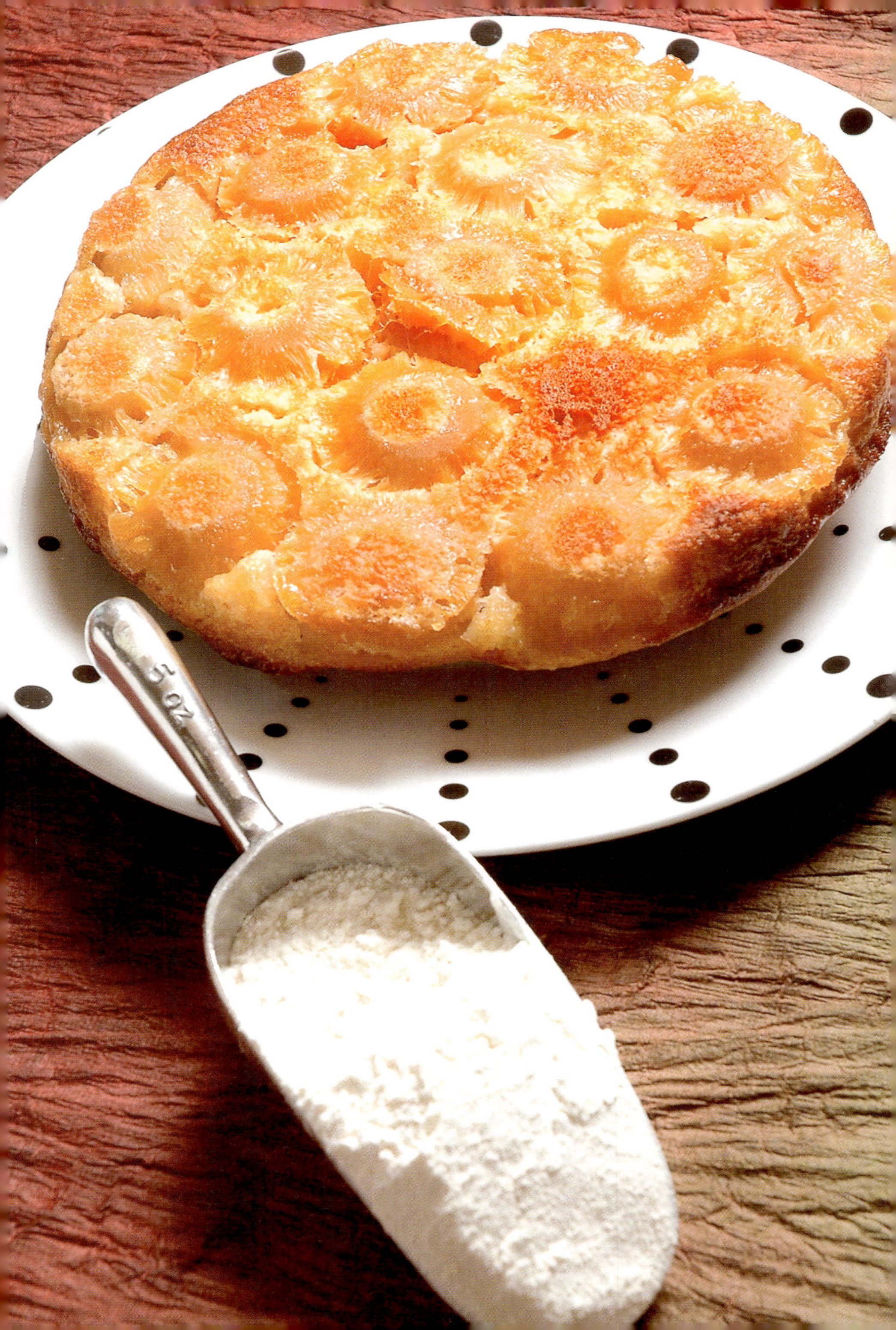
5 OZ

Preparación: 30 minutos
Cocción: 25 minutos
Dificultad: media

Tarta otoñal

Por cada ración
- Kcal: 644
- Proteínas: 14 g
- Lípidos: 41 g
- Carbohidratos: 58,5 g

Ingredientes para 6 personas
- 150 g de harina
- 125 g de azúcar glas
- 100 g de almendras peladas
- 100 g de avellanas peladas
- 80 g de higos secos
- 80 g de virutas de chocolate para fundir
- 70 g de nueces peladas
- 50 g de mantequilla
- 3 huevos
- 1 sobrecito de levadura

Pique bien todos los frutos secos, incluidos los higos.

Con un batidor de varillas, trabaje los huevos junto con el azúcar. Incorpore la harina tamizada con la levadura y las virutas de chocolate.

Derrita la mantequilla al baño María e incorpórela a la mezcla. Remuévalo todo bien hasta obtener una pasta homogénea. Unte con mantequilla y enharine un molde, y vierta en él la masa y los frutos secos.

Hornee durante 25 minutos a 180 °C.

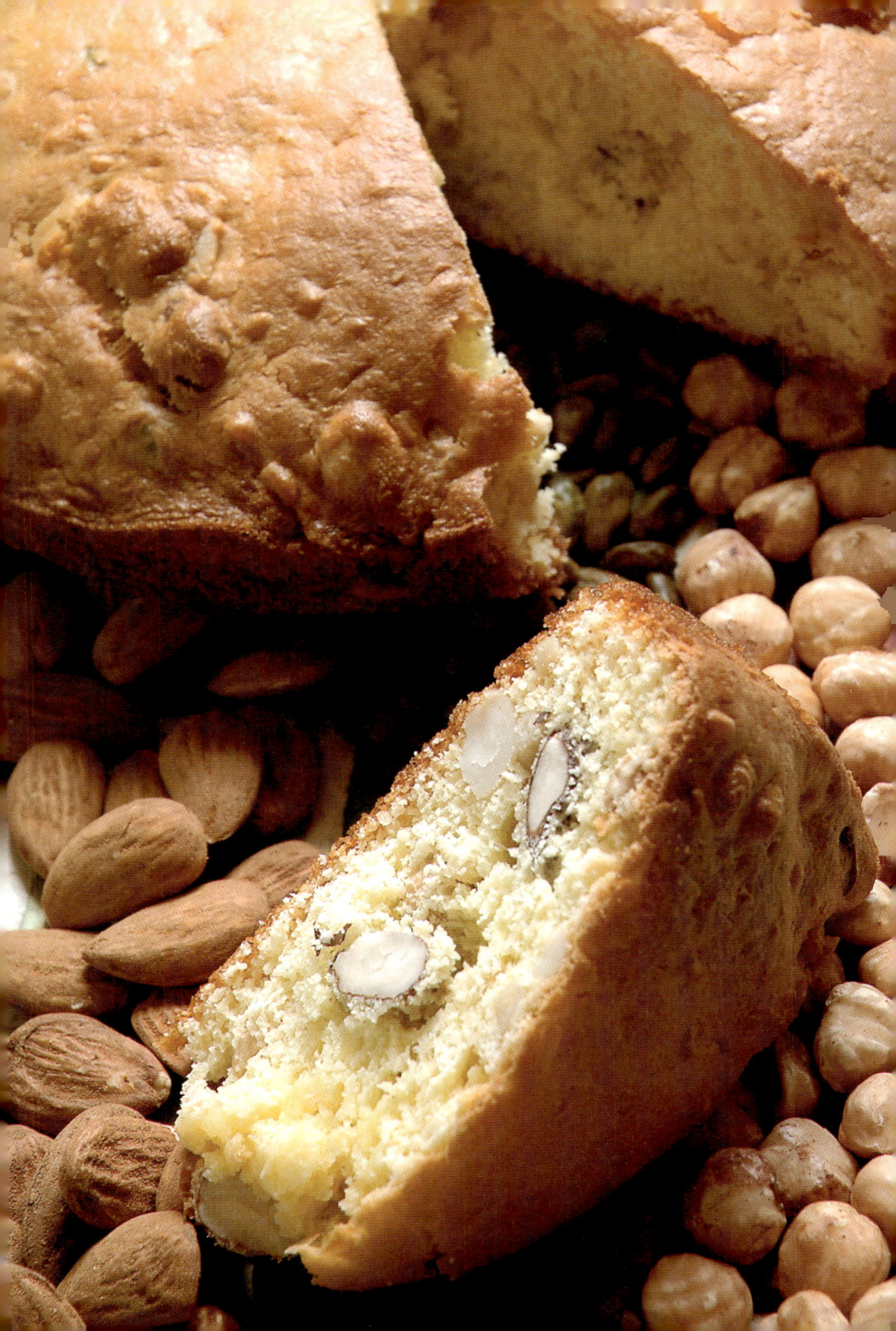

Preparación: 20 minutos
Dificultad: media

Crema de azafrán y frambuesas

Por cada ración
- Kcal: 314
- Proteínas: 8,5 g
- Lípidos: 14,25 g
- Carbohidratos: 36,75 g

Ingredientes para 4 personas
- 1 sobrecito de azafrán
- 400 g de requesón
- 300 g de frambuesas
- 100 g de azúcar
- 60 ml de vino moscatel o jerez dulce

Disuelva el azafrán en muy poca agua y mézclelo con el requesón.

Agregue el azúcar poco a poco; remueva muy bien para que no se formen grumos. Vierta el vino y mezcle hasta obtener una crema perfectamente homogénea.

Repártala en cuatro copas y refrigérela en el frigorífico.

Sirva la crema acompañada de las frambuesas frescas.

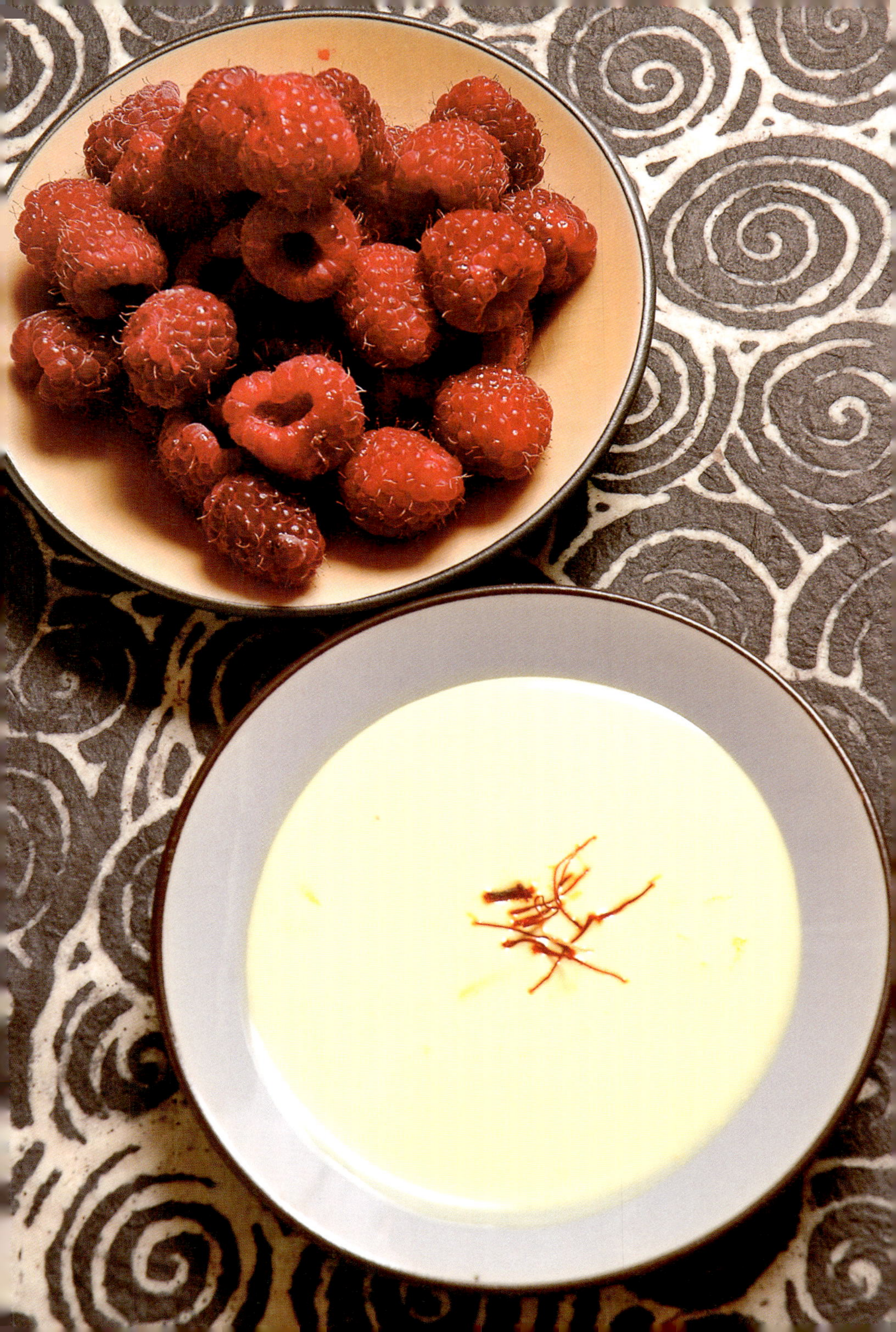

Crema fría de chocolate

PREPARACIÓN: 30 minutos + 2 horas para refrigerar
COCCIÓN: 10 minutos
DIFICULTAD: media

Por cada ración
- Kcal: 569
- Proteínas: 17,66 g
- Lípidos: 29,33 g
- Carbohidratos: 60,83 g

Ingredientes para 6 personas
- 150 g de chocolate para fundir
- 125 g de harina
- 125 g de azúcar de caña
- 125 g de avellanas
- 100 ml de leche semidesnatada
- 4 huevos
- barquillos

Trabaje las yemas con el batidor manual e incorpore el azúcar poco a poco, hasta obtener un compuesto homogéneo y espumoso.

Vierta la mezcla en una cazuela junto con la harina y la leche. Caliente el compuesto a fuego bajo sin dejar de remover, para que no se formen grumos.

Parta el chocolate en trozos pequeños, con la ayuda de un cuchillo si es necesario, e incorpórelo a la mezcla que tiene en el fuego.

Continúe removiendo hasta obtener una crema homogénea.

Disponga la crema en seis copas de postre y refrigérelas en el frigorífico durante 2 horas como mínimo.

Añada una cucharada de avellanas picadas a cada copa, adórnelas, si lo desea, con unos barquillos y sirva.

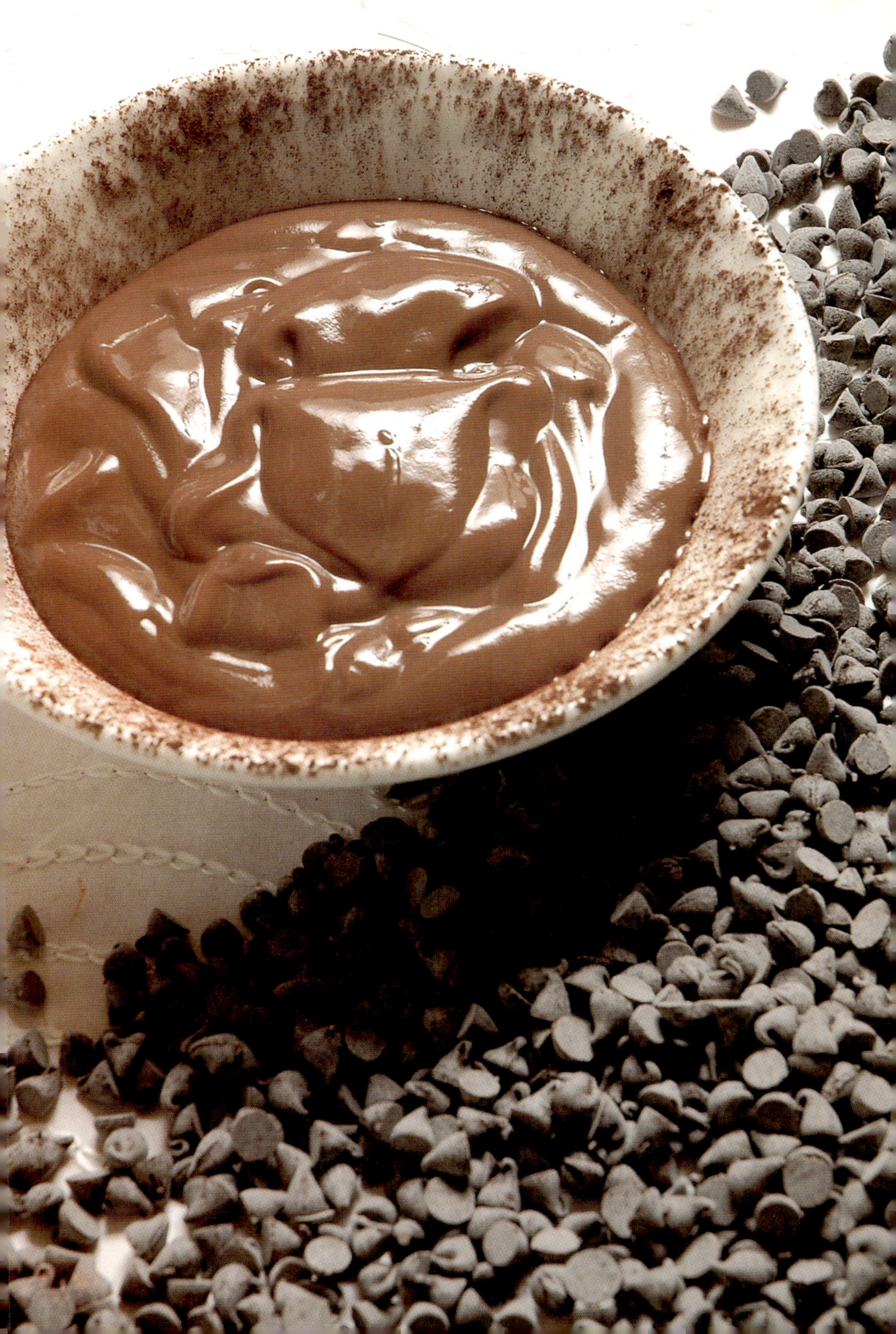

Índice de recetas

ENTRANTES

SOPAS, CREMAS, MENESTRAS

PLATOS FUERTES

POSTRES

Impreso en España por
BIGSA
Av. Sant Julià, 104-112
08400 Granollers